个子噌噌长——
孩子长高综合指导书

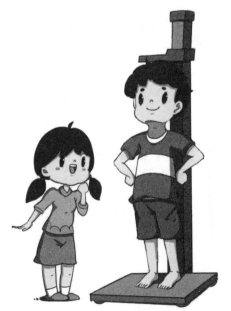

U0388262

黑版贸审字 08-2019-113

图书在版编目(CIP)数据

个子噌噌长：孩子长高综合指导书／(日)加藤晴康等编；田葳，徐英东译．—哈尔滨：黑龙江科学技术出版社，2019.7

ISBN 978-7-5719-0053-3

Ⅰ.①个… Ⅱ.①加… ②田… ③徐… Ⅲ.①少年儿童—生长发育 Ⅳ.①R179

中国版本图书馆 CIP 数据核字(2019)第 086400 号

YOJI, SHOGAKUSEI NO TAMENO SHINCHO WO GUNGUN NOBASUTAMENO HON

Ssupervised by Haruyasu Kato, Naoko Narita, Yuko Mamiya, Shinji Sakadume

© RECCA SHA 2014

All rights reserved.

Original Japanese edition published by KANZEN Inc.

This Simplified Chinese language edition is published by arrangement with

KANZEN Inc. Tokyo in care of Tuttle-Mori Agency, Inc., Tokyo

through Youbook Agency, Beijing

个子噌噌长——孩子长高综合指导书

GEZI CENGCENG ZHANG——HAIZI ZHANGGAO ZONGHE ZHIDAO SHU

[日]加藤晴康 成田奈绪子 间宫裕子 坂诘真二 编　田葳 徐英东 译

项目总监	薛方闻
项目策划	郑　毅 孙　勃
责任编辑	徐　洋
装帧设计	新华环宇
出　版	黑龙江科学技术出版社
	地址：哈尔滨市南岗区公安街70-2号　邮编：150001
	电话：(0451)53642106　传真：(0451)53642143
	网址：www.lkcbs.cn
发　行	全国新华书店
印　刷	辽宁新华印务有限公司
开　本	145 mm×210 mm　1/32
印　张	5.5
字　数	80 千字
版　次	2019 年 7 月第 1 版
印　次	2019 年 7 月第 1 次印刷
书　号	ISBN 978-7-5719-0053-3
定　价	29.80 元

序 言

"我孩子，个子一点也不长……"

为人父母自然都会非常在意自己孩子的身高。

因为遗传，努力也无用？因为饭量小，所以不长个儿？不长个儿是做了肌肉力量训练的缘故？喝牛奶就能长个儿？

由于孩子个子矮，所以想方设法增加孩子身高的父母们自然对各种道听途说的增高法倍加关心。实际上身高增长存在很大个体差异，很多问题医学方面尚不明了。因此社会上真假难辨的种种说法让父母们头疼不已。

本书完全是以整形外科、脑科学以及儿科医学、营养、运动等各方面专家的研究成果为基础编写而成。

本书在医学篇解释身高增长的原理，在育儿·睡眠篇、饮食篇、运动篇三部分具体介绍如何最大化提升生长期儿童的"生长之力"。

通过对本书的阅读，读者或许会吃惊地发现身高的增长竟然受到生长期生活习惯如此巨大的影响。

另外，编者还希望读者能够理解，身高增长的个体差异很大，并非通过亲子的共同努力便一定能达到预期目标。无论个子高矮都不是判断优劣的根据，不应以身高限制孩子未来的发展。

希望本书不仅能对孩子增高提供帮助，也可以在孩子身心健康成长方面有所助益。

《少年足球啦啦队》编辑部全体同仁

目　录

本书构成

第 1 章 **医学篇** 从医学角度剖析身体长高的原理，破除一些迷信说法。

第 2 章 **育儿·睡眠篇** 全面解说睡眠对于增加身高的必要性。

第 3 章 **饮食篇** 可有效增加身高的饮食方式与营养的摄取方法。

第 4 章 **运动篇** 讲解可以最大化促进身体生长的锻炼方式与伸展体操。

各章主编介绍

第 1 章 医学篇
加藤晴康老师
立教大学社区福祉学院运动健康系副教授。医学博士。专业为运动医学、整形外科。JFA 运动医学委员会委员。曾担任足球世界杯 16~23 年龄层代表队队医。2014 年担任日本国家队队医。也担任慈惠医大运动科外聘医师。

第 2 章 育儿·睡眠篇
成田奈绪子老师
文教大学教育学部教授。儿科医生。在大学进行教育和研究的同时，担任发育障碍者支持中心和儿童指导中心的特聘医生。常年从事"早睡早起吃好早饭全国协会"等帮助儿童树立生活规律的社会活动。2014 年春开办由专家负责的福利设施"育儿科学坐标"。

第 3 章 饮食篇
间宫裕子老师
本名森裕子。1997~2002 年作为日本专业足球联盟第一个专属营养师在名古屋鲸鱼足球俱乐部效力。自 2007 年起再一次作为营养顾问效力于名古屋鲸鱼足球俱乐部。同时担任职业学校讲师。著有《名古屋鲸鱼足球俱乐部胜利食堂》《有益于中小学生的少年足球膳食圣典》（完美出版社）等。

第 4 章 运动篇
坂诘真二老师
NSCA 官方公认的实力训练专家。该协会官方承认的私人教练。任《运动与科学》主编。在指导各类运动员，担任运动·医疗系统专门学校讲师的同时，还在多种媒体担任运动指导、主编并参演节目。著有《肌肉训练禁忌》（青春出版社）等多本书籍。

第 1 章

医学篇

身高增长是如何实现的？从医学视点来验证各种说法。

 # 身高增长的必要因素是什么？

只有睡眠和营养。

　　身高增长的必要因素是睡眠和营养。这是被广泛认可的一种说法，尤以睡眠更为重要。**如果保证充足的睡眠，身体将在熟睡中大量分泌"生长激素"。**这是成长期增长骨骼的重要激素。生长激素作用于软骨，促进骨骼增长，从而增加身高（请参照第2章育儿·睡眠篇）。这种生长激素会在夜间熟睡过程中的某一固定时间段大量分泌。入睡时间和睡眠时间都会对分泌量有很大影响。

　　生长激素为什么会在深夜大量分泌呢？

　　或许大家有过这种经历，那就是夜晚比白天痛感更明显，身体不舒服的时候夜晚会更敏感。也就是说**人体在夜间生长激素分泌期间，细胞分裂非常活跃。**从而在熟睡期间增长骨骼，并修复伤痕。

为什么是夜间呢？有如下说法。由于细胞分裂，遗传基因不断被复写而数量不断增加。然而复写时容易使遗传基因受到损伤。因此，细胞分裂会尽量在安全状态下进行。白天存在紫外线和宇宙射线等影响。紫外线之类的光线对于人类非常重要，同时也有损伤遗传基因的可能性。所以，细胞分裂选择在能够完全不受这些光线影响的深夜进行。虽然只是一种说法，但我认为很有说服力。

●准备好在夜间打开细胞分裂的开关

像我们在前文了解到的那样，人体的一个个细胞能清楚地意识到何时是夜间，何时是早晨。我们的身体知道到了深夜就要沉睡，朝阳升起时就会醒来。这种规律也被称为昼夜节律。按照人体生物钟起居，在保证我们生活健康方面具有重大意义。如果生活不规律，昼夜节律混乱，便会打乱身体的正常节奏，导致身体不健康，发育停滞。

要增长身高，首先必须**早睡、保证深度睡眠**，做好打开细胞分裂开关的准备。玩游戏到深夜、吃夜宵等行为是不会打开细胞分裂开关的。

●让营养处于活跃状态最为重要

第二个重要事项是**充分进食（摄取营养）**。发育期内不能减肥。运动时，注意不要因过度运动导致营养不足。

另外，即使原料充足，如果不能发挥作用便没有意义。就如同有很多煤，但如果没有人将煤投入火炉中，火车便不会前进。**营养被身体吸收离不开生长激素。**生长激素向细胞发出指令，各种细胞便会吸收作为原料的营养。

也就是说，**要想让营养处于活跃状态就必须使身体的细胞干劲十足。**因此，养成有规律的生活习惯依然最为重要。

认真吃早餐，生物钟便会意识到"到早晨了"，身体细胞就会正常运转。保持有规律的饮食才能产生昼夜节律。这种有规律的生活起居可以促进生长激素的分泌。

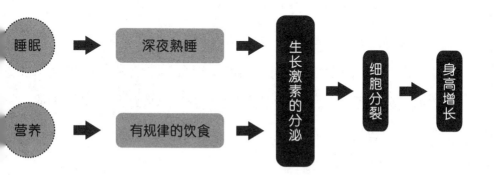

睡眠　→　深夜熟睡　→　生长激素的分泌　→　细胞分裂　→　身高增长

营养　→　有规律的饮食　→

父母身材矮小，子女是否具有长高的可能性？

遗传的影响达 90%。然而，遗传不是绝对的。

按照遗传的影响达 90% 的说法，确实子女最终身高与父母身高存在联系。父母均身材矮小的情况下，子女身高很大概率不会超过平均身高。

有一个利用父母身高预测子女最终身高的公式。该公式很早之前由日本体育协会提出。据认为，通过该公式计算出的数值便是子女能够达到的身高。

男孩：（父亲身高 + 母亲身高 +13.0）÷ 2 + 2.0

女孩：（父亲身高 + 母亲身高 –13.0）÷ 2 + 2.0

但说到底，上述公式得出的最终身高平均值不过是预测数值而已。虽然一般都在预测数值左右，然而也存在低于或高于预测数值的情况，并不一定完全符合预测数值。

父母双方身材均矮小时，子女高于平均值的可能性会下降。但是即使父母身材矮小，也会出现子女略高于平均值的情况。父母中一方身材高大另一方矮小时，当然子女身材高大的可能性更大。

另外，也没有必要因为考虑到遗传的影响认为身体不会长高，从而断绝从事喜欢的体育运动的念头。

在考虑将来的情况时不要过于期待根据父母身高确定的目标值，而应只是把它作为进行冷静判断的参考资料。另一方面，希望不要根据目标值而堵断子女长高的可能性。

遗传并不能决定一切，要让孩子在生长期内保证充分的睡眠、摄取足够的营养，最大限度促使孩子身高的增长。

3 身高的增长可以持续到什么年龄?

一般可以长到高中 1、2 年级，只不过个体差异很大。

身高的增长可以到什么年龄？这需要考虑进入青春期时间的早晚、从什么年龄身高开始快速增长等各种因素。

身高停止增长的年龄也存在相当大的个体差异。既有发育开始时间早，在小学 6 年级时就停止增长的孩子，也有进入高中时期身高才开始不断增长的孩子。

我经常为青少年检查身体，发现一般情况下绝大多数的孩子在高中 1、2 年级时便会结束发育高峰，之后逐渐停止增长。

身高增长最快的时期可以达到每年 7~9 厘米。当一年内身高只增长 1 厘米左右时，就可以视作发育高峰基本结束。

偶尔听说成人后身高继续增长的情况。但是，即使增长也不过一年 1 厘米、0.5 厘米左右。尽管可以认定为身高增长了，但这有可能是因为测量方式，或者因为早晚不同时间进行测量出现误差造成的。很少听说过进入大学后身高能够增长五六厘米的情况。

不过，在骨龄比实际年龄更年轻的情况下，有时年龄增大后身高才会增长，因此进入大学阶段身高也有增长的可能。

骨龄是以统计学方式来表示骨骼成熟程度所对应的年龄的，不过和实际年龄会有一定差距。例如，同年同月同日出生的只有400克的婴儿与大约3500克的婴儿便有等同于两者体重差的成长差距。出生时体重低的人，经常会出现骨龄比实际年龄小的情况。出生时处于何种状态关系到身高可以增长到什么时候。

了解身高增长的时期

根据身高增长速度曲线图，可以预测身高增长高峰的到来时间。

一般情况下，身高增长率最高的时期，女孩为 11 岁，男孩为 13 岁。但是，实际上个体差异很大，因人而异。

有一种可以表示身高增长率的生长速度曲线图。无论最终身高是多少，图中描绘出的绝大多数孩子的曲线都基本相同，一般不会出现偏离该曲线的情况。因此，如果每个月详细测量一次身高增长率，应该可以估算出孩子目前处于生长曲线的什么位置，何时可以进入生长高峰实现一年七八厘米的增长。

通过观察生长速度曲线可以发现，当身高增长看似趋缓或看似即将停止增长时，会呈现出速度惊人的增长。虽然有的人一开始增长速度比较缓慢，但没有人会始终处于缓慢增长的情况，总之一定会出现增长高峰。

进入峰值之前的时期是表中的第 2 阶段。这一时期与在

标准生长速度曲线

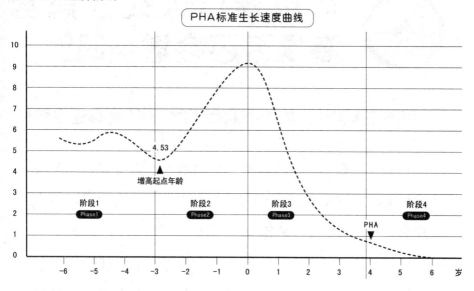

PHA标准生长速度曲线

阶段1 到青春期迅速生长的开始年龄
阶段2 从开始牛龄到身高最大发育年龄
阶段3 迅速发育的稳定时期
阶段4 稳定以后

运动时容易引发生长障碍的时期重叠。如果越过生长峰值后进入阶段3，不仅发生生长障碍的事例减少，而且即使发生也容易治愈。有时当感觉到奥施二氏病引起的膝盖疼痛逐渐消失时身高会突然增长便是这个原因。

我认为与其测量身高增长了几厘米，不如像从前在柱子上刻下记号以便与前一次记号进行对比观察那样，关注每年身高的增长率，这样更容易把握大致处于生长速度曲线的什么位置。

可以通过Ｘ线了解身高是否还会增长吗？

如果在Ｘ光片上能够看到骨骺线，说明身高还会增长。

一些人受伤后在矫形外科进行诊断时，医生查看过 Ｘ 线照片后有时会对病人说"个头还会长啊"。这是由于医生在骨骼上看到"骨骺线"的缘故。

大家知道身高增长时骨骼到底从哪里开始生长吗？

例如像下图所示，足部骨骼的中间黑色部分就是生长部分。

人类的膝关节具有非常特殊的功能。膝关节软骨摩擦系数低，像冰一样光滑。正因为如此，即使跑马拉松也不会发热。也就是说，无论如何使用都不会出现膝盖发热的情况。关节软骨高度发达，是能够使用到人生命终结的组织。由于一生之中都需要保持正常使用，因此生长部分避开了关节软骨。

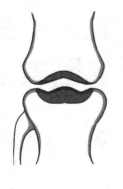

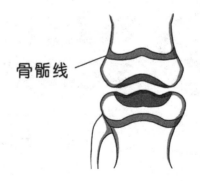

骨骺线

成年人骨骼   儿童骨骼

　　生长部分被称为生长线或者骨骺线，由软骨构成。骨骼
之间存在生长软骨部分。尽管是软骨，却具有能够进行细胞
分裂的增殖层。软骨处一旦开始细胞分裂，生长软骨层便会
向前推进逐渐接近骨骼。接近骨骼后，骨骼中的血管迅速进
入生长软骨，不断长成新的血管，然后这些血管发生钙化，
从软骨转化为骨骼。这就是骨骼增长的原理。

　　在 X 光片中，骨骼显示为白色。而生长软骨因为透光，
所以 X 光片显示为黑色。当软骨全部转化为骨骼后，黑色部
分将会消失。之所以医生说"个头还会长啊"就是因为能看
到生长软骨。

希望医生通过X线给自己的孩子诊断骨龄

骨龄诊断误差大不建议采用。

若想知道身高还能增长多少，一个方法便是利用X线测定骨龄。骨龄不同于实际年龄，被称为身体的年龄，它可以显示比标准骨龄年轻还是更成熟。

具体说，这是一种利用X线研究手骨，观察属于哪个年龄骨骼的方法。幼儿时期利用X线观察不到的骨骼随着年龄增加成为结实的骨骼，X光下可以看到细小的骨骼聚集在一起。而年龄幼小的孩子不是没有骨骼，而是软骨部分太多，X线照片上显现不出来。

通过同时确认手骨和其他骨骼，可以推测出目前的骨龄大致多少岁，而且可以预测出以现在的速度增长下去，最终能够长到多高，这就是所谓的通过骨龄推测出的预期身高。该诊断方法通过研究标准的骨骼发育案例并利用统计学的方法进行标示，研究历史较早。

生长曲线

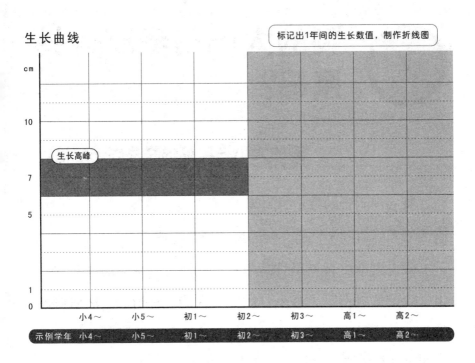

标记出1年间的生长数值，制作折线图

尽管如此，由于预测身高使用的数据比较陈旧，所以经常会有误差，不太推荐。

有些人在得知有预测身高的方法后会寻找能够进行诊断的机构。原则上，无法进行预测身高的身体检查，即便可以，矫形外科和儿科等医疗部门不会对一般的门诊患者进行这种检查。

想要了解何时开始身高增长，最好的办法还是绘制生长速度曲线。了解孩子处在生长速度曲线哪个位置，把握进入发育高峰的时期，让孩子过上有规律的生活非常重要。

脚的大小与身高有关系吗?

脚的大小与身高的联系尚无定论。

脚底部生长的停止时间为 16 岁左右。一般情况下,在身高的增长峰值到来之前,鞋的尺寸便会迅速增大。

假设脚部生长早于身高增长,或许可以从脚的尺寸预测出大致的最终身高。这是可能性较大的一种情况。然而遗憾的是,从脚的大小预测出身高的方法以及关于脚部尺寸与身高联系的研究报告迄今为止未有所耳闻。

脚骨与手骨同样都存在长到几岁哪部分的骨骼会长成的顺序,是了解骨龄的一种线索。但是,脚骨不像手骨那么细小,特意拍摄 X 线进行研究没有意义。

由于全世界都在研究获得预测身高的方法,如果脚部大小与身高存在某种联系,研究成果应该已经在世界一些地方得到了应用。特别是欧洲在培养运动员方面,为了发掘优秀运动员,非常重视有投资价值的孩子,因此对预测身高的研究投入相当巨大。尽管如此，现阶段**利用脚部尺寸预测最终身高的做法还没有在任何国家进行应用**。很遗憾，还是不要将脚部尺寸与身高关联在一起为好。

　　尽管骨骼生长的顺序不同，但最后所有的骨骼都会均衡生长。胫骨最早停止生长，这时如果身高继续增长，就会长成一个形状为短腿猎犬一般的躯体。如果脚部尺寸远大于标准值，从平衡的角度看，身高应该不会在低于标准值的时候就已经停止增长，这点或许还是可以期待的。

8 肥胖与消瘦会不会妨碍身高增长？

有一点胖不要紧，但过于消瘦绝对不好。

形成体脂肪的脂肪细胞能够分泌瘦素等身体健康不可或缺的数种有益激素。但是如果过于肥胖，脂肪细胞也会膨胀起来。膨胀起来的脂肪细胞会分泌出对身体有不良影响的激素。现在已经清楚，具有不良影响的数种激素毫无疑问可以阻碍生长激素的分泌。从这个意义上说，过度肥胖会妨碍身高增长。

尽管如此，儿童的身体本来体脂肪占比就高，只要不到行动困难的肥胖程度，稍微有一点胖也没有问题。一般情况下，随着身高的增长，身体自然会瘦下来。然而过度消瘦就是问题了。因为消瘦，身高很多时候难以增长。过度消瘦意味着身体处于饥饿状态。饥饿状态下，身体机能全部用于生存，维持生命成为最为优先的任务。在发育期内如果体脂肪率极低，身体不能健康成长。

当运动量过大导致身体消瘦时，一定要设法加餐，努力获取所需的营养成分。

　　特别令人担心的是女孩子。**显然，在生长期里减肥和厌食症会对发育产生恶劣影响。**那些可极端减少体脂肪的体育运动项目也应避免。

　　女孩子在生长期内体脂肪比重如果过低，不仅会影响身高的增长，还会因无法分泌女性激素导致月经初潮迟来、成年后罹患不孕不育症和骨质疏松症等问题，需要引起足够的重视。

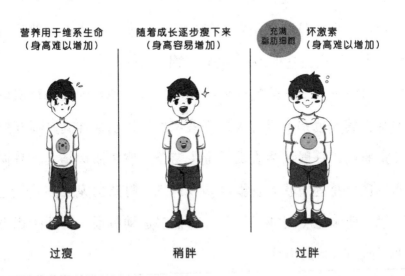

# 9 肌肉锻炼会妨碍身高的增长吗？

无须在意，可以进行训练。

经常有人说如果进行肌肉锻炼，便会影响身高的增长。但是，**在医学方面，进行肌肉锻炼会遏止身高增长的言论毫无根据**，也没有从统计学的角度得出的研究数据。

由于体质不同，有的人容易增长肌肉，有的人不容易增长肌肉。不过，没有数据表明肌肉易增长型的人身高就不会增长。实际上只不过是肌肉发达而身材矮小的人有时要比身材高大、肌肉发达的人更加引人注目而已。

以我本人工作的足球训练现场来说，现在即使进行肌肉训练，其实也并不会有人打算锻炼出像以前那样高高隆起的夸张肌肉。一般认为表面看上去苗条，躯体肌肉结实，身体比例良好是理想状态。就算认真训练，打造出宛如健美先生一般的肌肉也不可能。目前，有很多运动员很早就开始积极进行肌肉力量的训练。

如果肌肉结实紧绷，会让人下意识地产生身高增长被遏阻的印象。但是，影响身高的因素是生长软骨的增殖。因肌肉增长带来压力而使生长软骨的机能下降的说法并不成立。

肌肉增大反而会造成血流量增加，从而使细胞的机能活跃，并促进生长软骨的增殖。也就是说，在身体发育方面看不到肌肉发达带来的消极因素。

顺带说一下，人体的肌肉会显著增长。

很难认为大量增加的肌肉会使一年内可伸长数厘米的骨骼生长受到遏制。

流行说法不太可靠，该训练就训练。

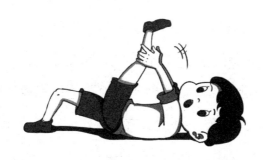

"喝牛奶会长高个"的说法是真的吗?

并非只要喝牛奶就会使身高增长,但牛奶是一种可以补充营养的方便食品。

饮用牛奶并不会使身高增长,但是牛奶是一种非常好的食品,如果每次饮用 200 毫升左右,在一定程度上身体可以迅速摄取生长所需的营养成分。

牛奶中除了钙质,还含有生长不可或缺的营养成分,是**生长期里非常理想的补充营养成分的食品。**牛奶能够使小牛快速成长,就是因为含有各种维生素和矿物质。

近年来,也可以看到不建议饮用牛奶的研究资料,然而是否属实并不清楚。在我工作的足球训练现场,优秀运动员都饮用牛奶。因此我认为就现状来说,选择不饮用牛奶以摄取营养成分坏处更多。只不过,有的人体质不适合饮用牛奶,如果饮用牛奶会腹泻,则应避免饮用。

但是我反对饮用低脂牛奶。或许有些人担心发胖而选择低脂牛奶。但是我认为，**特别应该让孩子们饮用纯牛奶，而非低脂牛奶。**低脂牛奶属于加工牛奶，是通过向称不上鲜奶的液体中加入脱脂奶粉制作而成的。尽管还添加了维生素 D 等成分，价格却比牛奶便宜。纯牛奶中含有各种营养成分，而人可以从分解再加工的低脂牛奶中吸收多少营养成分值得怀疑。

也许有人担心发胖而不喝鲜奶，不过只要努力运动，不过多食用含糖量大的点心，不过多饮用糖分多的饮料，孩子就不会因为饮用牛奶发胖。

为了长高，与其购买蛋白粉、营养补品等昂贵产品食用，不如饮用牛奶。

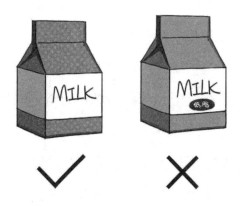

⑪ 打算接受激素治疗，可行吗？

应首先将身高的增长情况制成图表，以此确认身体是否在生长。

如果担心自己的身材矮小，首要的事情便是确认身高的增长率。

制成图表的话，可以发现身高实际上在逐步增长，感觉"怎么不长个儿"多是因为家长过于担心。

感到担心时，可以向学校的保健医生咨询。此外，在生产生长激素类药品的制药公司网站上建有网页，简单输入数据便能自动制成图表，大家可以尝试利用。

明确存在图表中没有出现向上延伸的生长曲线、生长曲线中多处可见完全处于停滞状态的部分等问题时，请前往儿科进行检查。

身材矮小有时是染色体、骨骼、软骨异常等疾病造成的。生长激素分泌不足可以利用生长激素类药品进行治疗。在确诊不是其他疾病的前提下，可以接受生长激素治疗。

　　无论如何，**生长激素治疗需要医生的诊断**，并不能因为身材矮小便马上利用这种方法进行治疗。

　　处于临界状态时比较麻烦。在没有得到明确诊断的情况下，却要接受生长激素类药物治疗的话，将会花去巨额费用。而且其不良反应也令人担心。生长激素已经分泌，但依然使用激素类药物的话，不清楚会出现何种不良反应。另外，激素类药物属于兴奋剂检查所禁止的种类，当作为选手参加大型运动会时，在使用这类药物前必须由队医进行申请（应用于治疗目的激素使用申请）。

　　现实情况是，即使到医院进行检查很多时候也无法清楚造成身材矮小的原因。可以首先制作生长曲线图表，如果生长激素的分泌属于正常范围，最好尽量养成有规律的生活习惯。

什么运动对身高增长有利？
哪些运动不利于身高增长？

不存在可以促进身高增长的万能体育运动。

篮球、排球等运动项目给人的印象是能够促进身高增长。但是实际上这些运动项目，会令身材高大的运动员容易成为正式选手，获得很多上场机会从而留在队里，而那些运动项目的运动员并不是因为打篮球、打排球才身材高大的。

另外，柔道和摔跤可以使肌肉发达，虽然有人担心从小练习有可能影响身高增长，但这种担心毫无意义。**肌肉发达不可能阻碍骨骼的生长**。而分重量级别的运动项目，既有身材高大的选手也有个头矮小的选手。也就是说，身高并非取决于运动与否。

所以，为增加身高而选择运动项目十分荒谬。请选择自己感兴趣的、喜欢的运动项目。

而且也不要因为身材不够高大而放弃喜欢的运动项目。

可以说，篮球、排球等运动项目确实是身材高大的人更有优势。不过，田径、足球、棒球等运动项目身材矮小不会有太大的劣势，职业选手中既有身材高大的人也有身材矮小的人。当然，篮球、排球运动员中也有身材矮小的人。如果具备能够弥补身材矮小的弹跳力，便可以充分发挥自己的水平。

　　身材高大或矮小是处于生长期的喜欢体育运动的少男少女们非常在意的事情。然而，**在生长期里，坚持刻苦训练，期待能弥补身材矮小的劣势并在将来战胜身材高大的运动员，这种干劲可以磨练真正的竞技水平，有可能在将来使情况发生逆转。**

月经初潮标志着身高已停止增长？

虽然过了增长高峰，但还存在长高的可能性。

一般认为过了身高增长的高峰期后月经便会开始。正常情况下，身高开始增长，生长高峰到来大约一年后出现月经初潮。月经开始后并非身高完全不增长，只是由于身高增长高峰一结束月经便开始，因此高峰之后依然存在一定身体长高的可能性。

在此想告诉各位读者的重要事情是，**身高开始增长期间绝不要减肥**。这期间硬性进行减肥会导致营养不良，不仅身高不能增长，骨骼也不会结实。

女孩子在身高增长的同时体重有所增加是绝对必要的。身体内蓄积的脂肪会分泌瘦蛋白这一物质。瘦蛋白通过刺激大脑促进激素分泌，于是开始月经初潮。体内蓄积脂肪达不到某种程度，则月经不会出现。

女孩子在体内脂肪充分蓄积后开始出现月经，身体会分泌被称为雌性激素的重要女性激素。这种女性激素可以促进钙元素的吸收强化骨骼。受雌性激素的作用，骨骼在生长的同时骨密度上升，从而使骨骼不断得到强化。

女性如果错过这一时期，将会失去强化骨骼的机会。因为随着年龄上升，钙元素的吸收率将会下降。这一时期如果不强化骨骼，进行体育运动时容易受伤，将来还可能引发骨质疏松症。

即使仅为了强化骨骼，也一定要在月经初潮前后认真摄取营养。

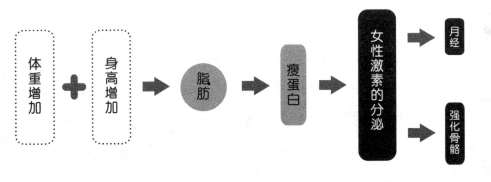

14 运动障碍疾病对身高增长有影响吗？

所谓生长痛对身高增长没有影响。

生长期内进行体育运动，有时会受到生长痛这种运动障碍疾病的困扰。

例如代表性生长期运动障碍疾病中，有一种膝盖疼痛的症状。

因为这种症状是在身高开始增长时出现，令很多人担心，不过其实并不妨碍骨骼的生长。

生长期的膝盖疼痛仅发生于胫骨的膝关节部分。位于膝盖之下的生长软骨部分对骨骼生长非常重要。所谓的生长痛发生在关节位置，对软骨细胞的增殖部分没有影响。**关节的运动障碍疾病本身不会遏制骨骼生长。**

大部分运动障碍疾病发生在即将进入生长曲线阶段 2 的身高增长冲刺部分的前一阶段，可以认为是身高的增长引起了这种障碍的产生。

当一直嚷嚷疼痛的孩子突然开始感觉"咦？怎么开始好转了？"时，身高的增长会迅速进入冲刺部分。这种情况经常发生。也就说疼痛开始便意味着生长开始。一旦度过身高增长冲刺部分进入阶段3，生长期特有的运动障碍疾病几乎都会好转。

有人说大部分生长痛在身体长成后都可以自愈便是基于这样的道理。

尽管生长痛对身高增长没有影响且能够自愈，但实际上进行体育运动时出现疼痛会带来困扰，因此**如果在阶段2发生疼痛，最好暂时停止练习等候彻底恢复。**

与运动障碍不同，因外伤造成生长软骨部分骨折时，可能会妨碍生长，有必要接受医生认真仔细的治疗。

小学生不爱运动对身高增长有影响吗？

并不是说不运动身高便不增长。

身高增长重要的是血流通畅，而**要使血流通畅，建议积极进行体育运动。**

通过体育运动活动身体，血流便会通畅，从而使肌肉发达，血管弹性变得更好。人类依靠血液生存，所以确保血流通畅对身体健康非常重要。而且大脑分泌的激素中含有生长因子，生长因子通过血液向全身传达信息，因此使全身血流通畅对身高增长不可或缺。

如果在日常生活当中选择喜欢的方式经常运动，夜间便能保证良好的睡眠。而且会食欲大涨，从早晨开始便能充分进食。从这个意义上说，即使仅想获得好的睡眠和充分的营养，也必须要进行适度的运动。

但是，并非不运动就不能长高身体。

极端肥胖几乎不能运动的状态当然对身高增长有影响，

但维持日常生活而必需的活动量对身体长高没有妨碍。

比运动不足更令人担心的是，由于不运动导致夜间难以入睡，睡眠质量下降。显然这样会影响身高增长。

夜间难以入睡便会形成贪晚的习惯，从而陷入恶性循环，使生活节奏发生混乱。

在升学备考期间，需要注意就寝时间并适当活动。

另外，维生素 D 具有促进骨骼形成的作用，可以通过照射紫外线进行合成。喜欢窝在家里的人应该有意识地去室外活动以增加维生素 D 的合成。

第 1 章的总结

— — — — — — — — — — — —

★身高增长的必要条件是睡眠和营养。

★要保持生活有规律，夜间早睡，打开细胞分裂的开关。

★若对身高有所担心，想了解身高增长的具体时期，可以绘制出生长速度曲线。

★要清楚身高增长时期因人而异。

★虽然身高受遗传影响很大，但不要放弃。

★过度消瘦将导致身高增长困难。月经开始前后绝对不要硬性减肥。

★肌肉训练不会妨碍身高增长。要适度运动以保证良好的睡眠。

育儿·睡眠篇

详细阐述身高增长绝对必需的睡眠

孩子不睡觉就不会长大吗？

对孩子成长来说，没有什么比睡眠更加重要的。

"爱睡觉的孩子长得快"这句话是真的。但是，睡觉对孩子来说有多重要，真正理解的父母很少。

睡眠有很多作用。首先，睡眠可以使身体得到休息，消除身心疲劳。其次，深度睡眠期间分泌的生长激素可以强壮身体、增强免疫力使人不易患病。**这种生长激素对孩子的身高增长作用巨大。**此外，睡眠还有整理头脑、帮助记忆白天所学内容的作用。睡眠不仅可以帮助身高增长，在发育心智方面也很重要。

儿科医生厚厚的教科书上第一页就写着"**儿童发育需要保证睡眠**"。睡眠在儿童身心成长方面不可或缺。一般认为出生后第一周的婴儿每天需要 16 小时的睡眠，小学生时期每天需要大概 9 小时的睡眠。可是，现在的日本小学生每天只睡 8 小时，与其他国家的小学生相比，这个睡眠时间是最短的。

20 世纪 70 年代的日本小学生平均睡眠时间为 9 小时 23 分钟，那时几乎所有的孩子都在晚上 8 点正常就寝。然而现在，孩子们的入睡时间不断推后。**如果希望孩子身高增长，大前提便是重新审视生活习惯，充分保证睡眠时间。**必须改变生活习惯，尽量早些入睡。

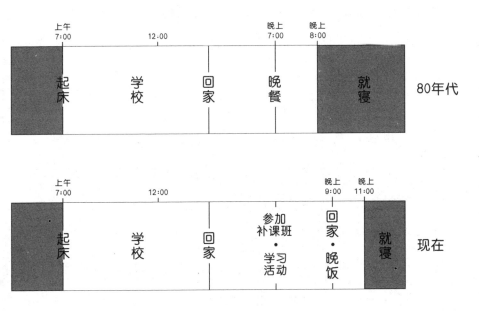

 **生长激素是什么？**

是增长身高作用最为重要的激素。

生长激素在身高增长方面发挥的作用最为重要。儿童骨骼中含有很多没有固化好的软骨，**生长激素具有使处于生长过程中的软骨转化为致密骨骼的作用。**

此外，生长激素还具有促进新陈代谢、使体内细胞再生的作用。其结果便是让身体每天保持新鲜状态。因此生长激素对成人来说也非常重要。

生长激素一般在深夜里 11 点到凌晨 2 点的熟睡期间集中分泌。也就是说若想大量分泌生长激素，在这个时间内熟睡最重要。**如果希望身高增长，应在夜里 9 点就寝，夜里 11 点进入熟睡状态。**这样，生长激素可以在熟睡后被迅速释放出来，峰值持续时间达 2 小时。

夜间不能进入熟睡状态，生长激素分泌量将大幅度下降。这种情况一年一次的话倒也无所谓，但如果每天都是这种状态就会产生巨大的不良影响。不仅会影响身高的增长，还会导致细胞再生停滞。内脏器官的细胞再生放缓，可造成癌症发病率上升的后果。

　　熬夜导致生长激素分泌不足，会造成免疫力下降，加速老化，缩短寿命。要尽量早睡，使生长激素充分分泌出来，这不仅对身高增长有益，而且还可以强壮身体。

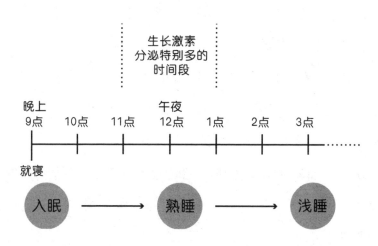

不同年龄段的理想睡眠时间是多少?

小学生的话,必须绝对保证 9 小时的睡眠。

从可以不分昼夜睡 16 小时的新生儿时期开始,随着身体成长,睡眠时间逐渐缩短。那么少年儿童到底需要多长的睡眠时间呢?

根据儿科教科书来看,**幼儿园大班生需要 10 小时,小学生需要 9 小时,中学生需要 8 小时。**

可是目前,日本小学生的平均睡眠时间是 8 小时左右,少于所需睡眠时间。本来亚洲人与欧美人相比睡眠时间就少,而现状是近年来日本孩子的睡眠时间在迅速减少。

现在,日本的父母也不太在意孩子晚睡。尽管存在要上补课班、兴趣班或是父母工作时间等因素的影响,但这仍是一个非常严重的问题。

7~8 小时的睡眠对小学生来说严重不足。这会产生早晨不能按时起床、在学校犯困等问题,陷入夜间非常清醒,无

儿童期必要的标准睡眠时间

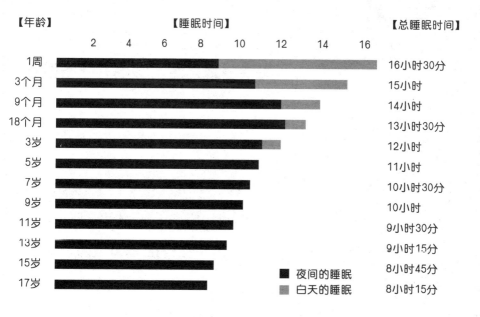

【年龄】	【睡眠时间】	【总睡眠时间】
1周		16小时30分
3个月		15小时
9个月		14小时
18个月		13小时30分
3岁		12小时
5岁		11小时
7岁		10小时30分
9岁		10小时
11岁		9小时30分
13岁		9小时15分
15岁		8小时45分
17岁		8小时15分

■ 夜间的睡眠
■ 白天的睡眠

法入睡的恶性循环。这不仅会妨碍身高的增长，同时也会对身心健康产生各种各样的影响。

将喜欢观看的电视节目录下来有时间再看，将晚上上兴趣班的时间控制在最低限度，**总之尽量确保睡眠时间对身心的发育绝对必要。**

 吃饭、睡觉都重要?

如果睡眠充足，饭也会吃得很香。

吃饭和睡眠当然都重要。但要说哪一个更重要，自然是睡眠。

经常听到一些妈妈为难地说，准备了早饭孩子却根本吃不下去。妈妈们早晨费尽力气拼命叫醒孩子,想让孩子吃早饭,孩子却吃不下。原因是**没有食欲。而没有食欲就是因为没有好好睡觉。**

即将出发前才勉强起床，忙乱地穿好衣服，这种情况下即使打算好好吃饭也不可能吃下。

早晨如果不稍早一点起床活动活动身体，便不会有好的食欲。结果就是，整个上午能量不足，大脑运转缓慢，身体也不会成长。

陷入恶性循环后，妈妈们无论如何努力准备饭菜都没有意义。

因此，最为重要的是保证睡眠。要早睡早起。如果家里养狗，可以通过早晨遛狗来活动身体，这样自然便会感到饥饿。

　　另外，由于上补课班、兴趣班而晚回家时，如果进食难以消化的食物，睡眠质量会变差。因此，尽可能吃一点好消化的食物，无论如何都要早些入睡。

　　如果夜里感到饥饿，只要影响睡眠便不要紧。早晨腹中饥饿自然会醒来，早饭也会吃得很香。

　　保证良好的睡眠才可以获取充足的营养。

如果睡眠时间过多，就会担心在学习方面落后

"减少睡眠时间拼命学习"是大错特错！

夜里，生长激素的分泌结束后，大脑进入整理记忆时间。

入睡前的大脑状态就像在桌子上散乱堆满当天学过的各种信息一样。所学知识、运动技巧等当天接受到的信息会在睡眠时间的大脑中进行整理归纳，并作为记忆固定下来。如果能够充分保证睡眠，信息将被一一归档，早晨时桌子上又变得干干净净，大脑重新处于可以接受新知识的状态。这种对记忆的整理和归纳需要在入睡一段时间后开始。因此，**如果睡眠时间很短将无法完成记忆的整理和归纳。因此为了孩子大脑的发育，仅睡 7 小时远远不够，必须保证 9~10 小时。**

不能保证睡眠便不能进行有效的记忆和整理，学习到的知识便不会固化下来。而且由于大脑依然处于混乱状态，无法接纳新的知识。

睡眠时间不足不仅会影响学习，也会使运动员容易受伤。

睡眠时间不足使生长激素不能正常分泌，肌肉等身体的细胞组织难以顺利再生。

　　睡眠得不到保证，付出的努力将没有回报。"付出努力"前一定要保证充足的睡眠。这样不仅可以提高学习效率，运动时的状态也会大幅度上升。

　　一定要牢记睡眠不是"活动停止"的时间，而是大脑发育、身体发育的重要时间。

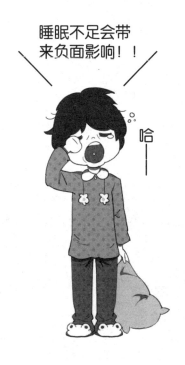

使用手机到深夜导致无法入睡

电脑、手机是睡眠的大敌。

太阳西下，周围暗下来后，有一种激素的分泌会有所增加。那就是**大脑松果体分泌出的一种叫作褪黑激素的激素**。这种激素大量分泌后，人自然进入睡眠状态。

江户时代，人们过着在日出而作日入而息的生活。但是现代人的生活方式开始多样化，晚上回家时间延后，很多人家纵使深夜仍灯火通明。这样褪黑激素便不会正常分泌，经常出现深夜仍然睡意全无或纵使能够入睡也无法保证睡眠质量的情况。

哪怕家里人的关灯时间晚，至少夜深时应调低电视的声音，控制照明亮度，减少刺激，尽可能营造出轻松的氛围。

很多孩子一直使用电脑、手机到深夜是一个严重问题。

电脑和手机发出的光线在夜间会让大脑发生紊乱。而在被窝里玩手机、游戏机将加重这种情况。

曾经有人做过在夜间开床头灯睡眠的实验。开灯睡眠和关灯睡眠相比较的结果是，**开灯睡眠可导致没有睡意、无法入睡或者睡眠较浅、睡眠质量下降。**女性尤为严重，生理周期都会逐渐紊乱。

　　上述实验告诉我们，使用手机到深夜对孩子来说危害有多大。父母与孩子之间应该制定不能将手机等电子设备带入卧室的规则。

睡眠时间延后会导致早熟，这是真的吗？

是的，这与褪黑激素的分泌有关。

在上一页说过，婴儿时期，身体可以不分昼夜大量分泌能够诱发睡眠的褪黑激素。随着身体成长，人体生物钟开始调整，睡眠时间不断变短，褪黑激素的分泌在白天逐渐受到遏制分泌量减少，而进入夜间分泌量增加使人开始犯困。

身高超过 140cm 后，体重增加，各种条件开始完善。如果此时，就寝时间向后推迟，褪黑激素的分泌时间也向后推迟，脑垂体开始分泌性激素。性激素的分泌促使第二性征开始出现，女生会月经来潮、男生会变声。因此，**睡觉时间如果像成人那样减少，青春期就有可能提前到来。**

一般情况下，女性一旦月经来潮身高增长便会停止。之后身高继续有所增长，但还是月经开始前的身高增长率高。男性青春期到来较晚，加上青春期到来之前身高已经有所增长，所以最终身高很高。因此考虑到身高问题，青春期过早到来并不是好事。

在由于熬夜使睡眠时间减少的孩子当中，甚至出现了 2 年级小学生便来月经的情况。青春期过早到来对身高和身心都会带来影响。

基于上述情况，我们应该记住，**夜间让孩子早些睡觉是父母的一大职责。**

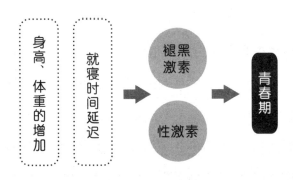

早睡早起吃早饭有意义吗？

仅通过重建生活节奏孩子便会发生改变。

近年来，人们逐渐认识到吃早饭对孩子的重要性。因此不吃早饭上学的比率一直停留在 2%。但实际上往往是孩子还没睡醒就勉强吃些夹心面包。如果夜间 9 点就寝，那么等于到早晨时孩子会超过 10 小时处于饥饿状态。这样孩子会在肚子饿得咕咕叫的状态下醒过来。

人类是夜晚睡眠白天活动的动物。早晨醒来后植物性神经便开始工作，于是肠胃蠕动起来使大脑意识到饥饿。在开始新一天的活动之前，如果不进食，大脑就不会工作。

早晨排便也是人体的正常状态。这是因为人类祖先白天狩猎以及夜间睡眠时不方便排便，所以逐渐养成了早晨排便的习惯。夜间食物在腹部形成粪便，早晨腹部排空后开始进行蠕动使粪便向肠的下端移动。吃过早饭后腹部充满食物造成腹压增大，于是就想要排便。因为早起排便是白天活动的动物——人类的正常机能，所以每天的生活如果不能形成这种有规律性的节奏，就说明没有认真按照早睡早起吃早饭的做法去做。

"早睡早起吃早饭"不只是一种行为规范。**践行早睡早起吃早饭还是可以将人类机能发挥到极致的关键。**

早晨醒来后吃饭、排便，白天充分活动、学习，夜间熟睡，深夜 11 点开始分泌生长激素，凌晨 3 点左右进行大脑的整理归纳，早晨舒畅地睁开眼睛。按照这种节奏重建生活，抑郁、不愿上学等各种出现在孩子身上的不良状况大多可以得到改善。当然不易长高的身体也会顺利成长起来。

孩子本来就难以入睡，这种情况该怎么做？

难以入睡的情况本来不存在。

一个孩子本来不会出现难以入睡的情况。 为人父母意识到这一点至关重要。

不存在真正昼伏夜出型的人类，因为人类是白天活动的动物。昼伏夜出的蝙蝠如果由于难以入睡而在白天也出来活动会很奇怪吧？所以夜间无法入睡是很严重的问题，必须进行修正。

首先，早晨按时让孩子起床。当朝阳照在身上时，血清素这一脑内物质开始大量分泌。血清素可以抑制不安情绪，增进食欲，保持植物神经的活跃状态。白天充分活动，进入夜间关闭照明保持安静。夜间必须严格控制电脑和手机的使用。如果夜间周围环境明亮，大脑就不会分泌褪黑激素，因此难以入睡。必须注意保持室内没有各种光线存在。

此外，如果有心事也会难以入睡。家庭如果不能成为心境放松的场所，孩子就很难睡好。远离危险躲在可以保护自己的父母身边，孩子自然就容易入睡。作为母亲会不会自认为对孩子好，而对孩子喋喋不休呢？**父母心情焦躁不安会导致孩子过于紧张，不能放松，入睡也会变得困难。**父母自己首先应该充分保证睡眠，避免焦躁不安。

哮喘、遗传性瘙痒等过敏症状会导致入睡困难，这种情况有必要到医院进行诊治。请咨询儿科医生是否需要服用药物，以保证充足的睡眠。

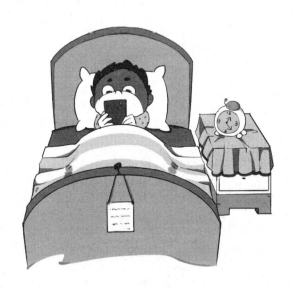

 **应该如何应对遗尿症?**

首先要确立睡眠的节奏。

幼儿夜间遗尿可以说是正常睡眠节奏还没有确立的缘故。

一般人不会在夜间睡眠过程中大小便，因为这时大脑在休息。睡眠期间排尿、排便是大脑功能尚未发育成熟，睡眠较浅，植物神经自行发挥作用而导致的不受控制的行为。

因此，幼儿时期夜间尿床说明还处于睡眠节奏没有确立的阶段。遗尿一般多在孩子上小学后自愈。

上小学后依然遗尿的话就是遗尿症了。遗尿症的病因尚不清楚，每种病例都有独特的原因。但无论哪种情况，都可以归结为睡眠节奏还没有形成。

如果本来就属于不能很好保持脑部平衡的类型，再加上大脑发育缓慢，便容易患上遗尿症。接受发育障碍诊治的孩子基本都是睡眠程度较浅，有夜哭、遗尿的倾向。

这种情况下，很难形成睡眠节奏，应该耐心坚持在早晨唤起孩子，让其白天运动夜间早睡，逐步改善植物神经的功能，从而减少遗尿的发生。

　　另外，夜间唤醒孩子去厕所会越发造成睡眠节奏的混乱，最好避免这种做法。

夜猫子型的孩子能调整过来吗？

昼夜颠倒的状况一定能够调整好。

习惯熬夜的话，夜间即使躺到床上打算睡觉也无法入睡。因此自己在床上摆弄手机，结果更加无法入睡。陷入这种恶性循环之中时，父母与孩子必须耐心重建正常生活秩序。

如果孩子已经是初中生或高中生，父母可以晓之以理，告诉孩子睡眠不足不仅会影响身高增长，还会对学习产生负面作用，甚至容易生病，使孩子明白睡眠的重要性，让孩子有危机感。作为母亲只是强势地说"快睡觉！"不会有好的效果。

如果孩子自己抱有成为运动员或是希望自己身材高大等目标，应让孩子明确为此应如何努力，最重要的事情莫过于让孩子认真过好健康的每一天。

一旦下定决心，就不能三天打鱼两天晒网。首先从早晨早起开始做起。要想使身体机能活跃起来，早晨做做运动是简单易行的办法。建议亲子之间可以轻松地进行棒球的接投球练习。父母应该帮助孩子养成早晨运动的习惯。这样孩子绝对能够好好吃早饭。而且从早晨开始便能够情绪饱满地进行各种活动，夜间自然可以早睡、熟睡。

这种生活习惯的调整最好从夏天开始，建议在暑假等时间比较宽裕的时期进行。快则一个月左右慢则一年左右就能够改变孩子的生活习惯。无论是初中生、高中生，还是成年人都可以做到。昼夜颠倒的生活一定可以因此而改变。

12 必须午睡还是不午睡为好?

午睡可以在下午 2 点之前进行,20 分钟左右为宜。要绝对避免下午睡觉!

刚出生的婴儿不分昼夜不断睡过去醒过来。而满 1 岁时开始午睡,到了三四岁以后就不再午睡而是集中在晚上睡觉,孩子就是这样逐渐确立起睡眠节奏的。

即使是成年人,如果在下午 2 点前睡 20 分钟左右的话,随后的大脑活动也会更加旺盛,效果非常明显。因此如果午饭后有时间午睡的话可以让孩子睡一会儿。

但是,**绝不可以下午睡觉**。特别是下午 4 点以后绝对不**可以睡觉**。因为 4 点以后睡觉,会极大地影响夜间的睡眠。如果下午睡了觉,则即使到了深夜也难以入睡。结果便是第二天早晨无法按时起床。家长考虑到晚间要上补习班、兴趣班,不由得想让孩子下午先睡个觉。这种想法过于幼稚。因为这样一来睡觉时间就会越来越晚,从而陷入恶性循环。

刚刚进入不再午睡阶段的幼儿，到傍晚时已经玩得非常疲劳难免心情不好，而且妈妈也忙于准备晚饭没有时间照看，时常便会哄孩子先睡一觉。结果就会徒然导致孩子当天夜里无法入睡，妈妈自己也焦躁不已。

　　下午时，必须耐心地使孩子保持清醒状态。可以早一些吃晚饭，让孩子在晚间 7 点上床睡觉，在早晨 5 点叫醒孩子。如果从幼儿时期就严格养成合理的睡眠节奏，以后会很轻松。

　　下午睡觉将降低夜间的睡眠质量，无论对幼儿还是成人都没有益处。

下午睡觉要绝对避免！！

☆特别是下午4点以后睡觉会影响到夜间睡眠

晚间7点睡觉早晨5点起床，让孩子确立生活规律！

如何避免让晚上的补课班、兴趣班影响睡眠呢?

要让孩子回家后在 30 分钟内就寝! 通过努力这是可以做到的。

现在的孩子们要去补课班学习,参加兴趣班的体育活动,经常要到夜间 9 时 ~10 时才能回家,这成为减少孩子们睡眠时间的一个重要原因。从医生的立场来说,最好不要在夜间做这些事情。但是每个家庭都有自己的考虑,每个孩子都有自己的梦想,所以不能简单地予以否定。

只不过,在生长期内保证睡眠极为重要。要将这一点作为原则。因此,医生由衷希望孩子夜间只去绝对必要的兴趣班,家长要尽量控制兴趣班的数量。

如果一周有两次兴趣班的活动,回家时间肯定较晚,那么这两天就一点要尽量早点回家,然后抓紧时间马上就寝!

最理想的做法就是去学习前好好吃饭,回家后再简单吃一点食物后马上就寝。通过努力,回家后 30 分钟左右应该能够做到让孩子就寝。回家便打开电视的话，难免会看起来没完没了。所以，家庭内部最好制定规则，上兴趣班当天晚上绝对不能看电视。

如果用心想办法的话，即使夜间上兴趣班到很晚，应该也是可以保证睡眠的。但是看看妈妈们，好像在这方面没有费什么心思。她们认为孩子们努力学习和运动后才回到家，作为奖励让孩子们玩一会儿电子游戏很正常。这种想法首先必须改变。

虽然原则上不能睡眠过多，但不上补习班兴趣班的日子，还是有必要尽量早睡的。

绝不能将因上补课班、兴趣班而回家较晚的情况视作理所当然而不给予足够的重视。

# 14 植物神经功能本来就不好

这不是体质的问题。改变生活方式就能改善身体状况。

我一直尽可能夜间早睡，凌晨 4 点起床。现在上初中的女儿也是晚上 8 点半就寝，早晨早起学习。考试前有时会在晚上 6 点睡觉，凌晨 2 点起床。如果上午处于饥饿状态会影响工作学习，所以我们两个人都很认真地吃早饭，身体非常健康。

其实我的血压很低，最高时还不到 100 毫米汞柱。植物神经的功能本来也不好。

我在初中时期，可能是由于植物神经功能紊乱，各种症状接连出现，令我苦不堪言。挤公交车时，甚至会因为脑部贫血而昏倒。

后来，我成为医生，因为值班开始了不规律的生活。那时，我的身体状况处于最差状态，我意识到这样下去可能危及生命便决定改变生活方式。于是不值班的日子里我坚决早睡。

连续数年坚持早睡的结果，我的健康状态发生了很大改变。以前的症状居然完全消失了。

现在，我的植物神经诊察结果依然不理想，但是却完全看不到以前的症状。从年龄方面来说，我已经进入更年期，有可能出现植物神经紊乱引起的各种障碍症，然而我非常健康，根本没有出现那些症状。现在我精力充沛，工作起来干劲十足。

我切身体验到，**即使植物神经的功能本来不好、血压低，依然能够通过改变生活方式改善健康状态**。正因为自己切身感受过当初的身体最低谷和现在的良好身体状况，今天我才可以充满自信地陈说睡眠的重要性。

无论血压低还是植物神经的功能紊乱都不要紧。养成夜间早睡、早晨早起的习惯就一定能够改善身体状况。

督促孩子"赶快睡觉"，孩子也不听

父母本身必须重视睡眠。

首先，父母本身要有早睡的意识。

如果父母能做到在深度睡眠后早晨神清气爽地醒来，一大早就可以体力充沛地跑步，白天工作精力充沛，夜晚睡觉睡得香，那么就能够自信地传递给孩子睡眠最重要这一信息。特别是那些临近青春期的孩子，如果父母本身不能做出表率的话，他们绝不会接受父母的建议。

充分睡眠后心情愉悦，自觉身体状况良好时，人体的感觉器官会处于灵敏状态，容易获取到各种信息，不仅工作可以顺利推进，对事物也会以积极的态度进行理解。希望为人父母的各位读者要先亲身感受一下，有了切身感受后再把这些告诉自己的孩子。

父母本身如果处于压力很大心情焦躁的状态，孩子也会焦虑不安睡不好觉。父母为什么会心情焦躁？就是因为他们自己不能保证正常的起居和饮食。

　　妈妈们不要总是对孩子说"快睡觉！快睡觉！"自己也要以身作则。或许很多人会说太忙不能早早上床，但是真有那么忙吗？会不会是因为担心孩子做不好事情而对孩子过度照顾呢？开车接送孩子上下学，担心孩子会遗忘东西而每天都要亲自检查孩子的书包，或者因为孩子成绩徘徊不前、不能成为正式选手而抱怨不已，从而自己心神俱疲。孩子不是父母的分身，我甚至认为妈妈们事事操心操劳反而是造成孩子无法成长的最大原因。

　　父母要保证自己的睡眠。**充分睡眠，心态便会变得健康向上**，说出来的话也会充满正能量。父母变得积极阳光，孩子自然就会随之转变。

16 血压低，早晨起床极其困难

建议早晨洗澡。早晨洗澡甚至可以改变孩子不想上学的想法。

要想早些入睡使身体大量分泌生长激素，就必须早起，从早晨开始便精力充沛地学习、运动。

像上一节所说的那样，我血压低，高压不到 100 毫米汞柱，植物神经功能紊乱，初中时期，早会时甚至有时会晕倒。即使是现在，我的血压和植物神经功能指标依然不理想，但却没有任何症状出现。因为我过着早睡早起的生活，从早晨开始便精力充沛。

我的一个秘诀是早晨洗澡。早晨醒来后，通过洗澡可以迅速提高体温。早晨人体一旦从睡眠中醒来，促使人体进入活跃状态的植物神经——交感神经就开始工作。我天生植物神经功能紊乱，交感神经一直很难进入正常工作状态，因此我通过洗澡提高体温和心跳数，使交感神经处于工作状态。

这样便能够精力充沛地度过一整天。

由于血压低而早晨起床时状态不佳、起床困难的人可以通过早晨洗澡来加以改善。夜晚型的人即使到了早晨体温也不会上升，难以醒来。在一段时间内坚持每天早晨洗热水澡，体内的生物钟会被重置。早晨起不来床拒绝上学的孩子仅通过早晨洗澡便能够得到改善，重新开始去学校。

泡澡最好，但是无法泡澡时可以交替将脚放入热水与冷水中，或者交替洗热水淋浴与冷水淋浴，仅通过这种冷热交替的刺激便会产生效果。

中老年人刚起床时血液浓稠，可以喝一杯水。

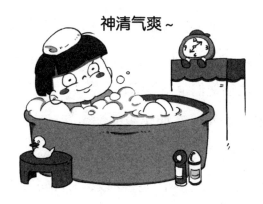

神清气爽~

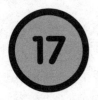

保证充分睡眠真可以增长身高吗？

改变生活方式使身高增长的事例比比皆是。

我在诊治过程中看到过很多通过改变生活方式使难以增长的身高迅速增长的事例。

曾经有一对父子来向我咨询，说孩子进入青春期后因身材低矮、没有变声，到医院检查激素水平也没有发现任何异常。听过他们的陈述后，我得知孩子夜里一直玩游戏不睡觉，生活方式很不健康。那个孩子当时是初中三年级。我反复向孩子说明每天生活节奏及睡眠的重要性，并建议夜间 10 点之前入睡。结果这个孩子到高中一年级时身高迅速增加，声音也变得低沉，这让他们很是震惊。

另外还有一个小学三四年级的学生，一直玩游戏来等候经营店铺的父母闭店回家，深夜 12 点才吃晚饭。孩子的父母拜托专人照顾孩子，让孩子早些吃饭，并尽量在晚上 10 点睡觉。一年后，孩子的身高增加了 14 厘米之多。

改变生活方式，不仅可以增长身高，还可以解决肥胖问题。

有一个身高 163 厘米、体重 101 千克的男孩子。睡到早晨 8 点，不吃早饭就去学校。而且挑食，几乎不吃学校提供的餐食。一回到家便不断吃各种点心，玩游戏直到深夜 2 时。我便警告他说这样下去会得病死去，促使他改变生活方式。其间，他升学到高中并加入运动部，每天骑自行车上下学，单程 50 分钟。感到饥饿后甚至可以吃下不喜欢吃的食物，2 年内身高接近 180 厘米，体重减少 30 千克，完全像变了一个人。

上诉事例说明一件事，**因为没有在最重要的生长激素分泌的时间带里入睡，所以身高无法增长。**生长激素还可以促进新陈代谢，因此可以解决肥胖问题。

改变了夜晚型生活方式的孩子们身高平均可以一年增加 10 厘米左右。

第 2 章的总结

- - - - - - - - - - - - - - - -

★ "早睡、早起、吃早饭"是最大限度发挥人体机能的关键。

★ 要使生长激素充分分泌，必须在晚上 11 点熟睡。

★ 小学生必须保证 9 小时、初中生必须保证 8 小时的睡眠时间。

★ 尽可能减少夜间上补课班、兴趣班的次数，控制电脑、手机的使用。

★ 不要归结为体质问题。夜晚型一定能改变为早晨型。

★ 父母要切身体验睡眠的重要性。

第 3 章

饮食篇

推荐对长高身体有效的饮食方法和营养摄取方法

① 为了长高身体，在饮食上要注意什么？

要每日均衡摄取身体必需的营养素！

首先介绍"能够调整激素平衡、保证身体所需营养均衡摄入的长高身体的最基础饮食搭配"。在外就餐或购买盒饭、便利店食物及超市副食时也可以参考这套饮食搭配。无论在什么情况下，养成习惯，按这套组合搭配安排膳食，都可以长高身体。

■长高身体的基本饮食　　※ 记住把 1~5 的饮食搭配好
1. 主食（米饭、面类）
2. 菜（肉、鱼、蛋、大豆、豆制品）
3. 蔬菜（含藻类、菌类）
4. 水果
5. 乳制品（牛奶、酸奶、奶酪）

1~5 的搭配同样适用于专业运动员，两者的差别仅在于量。儿童食量小，所以为了长高身体，不能仅吃大量偏好的食物，而应该均衡摄取 1~5 的各种膳食，即使总量摄入少也要力求均衡。

　　每日摄取促进身体长高的食物，秘诀就是要保证"菜肴的种类丰富"。

　　用心琢磨每日的菜品确实很辛苦。如果你担心营养摄取不足或失衡，那么就要考虑"菜肴的品类丰富"了。酱汤、咖喱饭等含多种食材的汤类可以大量添加容易摄入不足的蔬菜。

　　另一个建议是食用食材品类丰富的各种盖饭，如石锅拌饭、牛肉盖饭、三色盖饭、中式盖饭等。在没有食欲时，选择其中任意一种都可以保证营养的摄取。喜欢吃面的孩子，可以在炒面、意面、拉面等面类里多加入蛋白质丰富的肉类和蔬菜。深受运动员喜欢的是食材种类丰富的火锅。

2 摄入蛋白质、钙质就可以长高个儿?

没有独具魔力的食物，但是吃法很重要。

没有哪种食物"只要吃下去就能长高身体"。坚持每日均衡摄取前面提到的 1~5 中的各种食物才是关键。

但是摄取构成骨骼的蛋白质和钙质时有几个要点需注意。蛋白质并非吃什么都能获得，有必要清楚各种食材的特点。而钙质是不易吸收的营养素，所以有助钙质吸收的食用方法才可以强壮骨骼。这里介绍一下蛋白质的选择和有助钙质吸收的食材。

●蛋白质的选择　交替食用鸡肉、猪肉、牛肉

生长期的儿童大多喜欢吃肉菜。大家往往容易选择便宜以及容易制作的肉类，不过每种肉的营养价值都各有特点。交替食用鸡肉、猪肉、牛肉，可以充分摄取肉类的营养。

鸡肉：除了皮以外，鸡肉都是高蛋白低脂肪。鸡肉比脂

肪含量高的其他肉类更易消化，建议夜里较晚时间不得已进餐或制作盒饭时食用；也可以在身体状态低迷、没有食欲但仍想保证蛋白质摄取量的时候食用。

猪肉：富含维生素 B_1，适合在长距离跑步后或因长时间体能锻炼感到疲劳时食用，建议比赛后食用。猪肉可以做成生姜煎猪肉、饺子、猪肉咖喱等花样繁多的菜肴，深受妈妈们的喜爱。

牛肉：特点是富含生成组织和细胞所必需的锌，铁含量也很丰富。因为比其他肉类贵，所以如果吃的机会比较少，可以每餐摄取 50 克左右。牛肉馅相对便宜，可以多吃。

●蛋白质的巧妙搭配　吃肉的时候添加豆制品

蛋白质有动物性和植物性的区别，同时摄入这两种性质的蛋白质，可以促进肌肉、骨骼的有效合成。另外，只吃肉容易造成脂肪摄取过量，因此不要吃两人份的肉，而应改成一份肉加一份豆制品。

●吃法举例
汉堡肉饼＋豆腐沙拉、生姜煎猪肉＋凉拌豆腐、饺子＋毛豆。
1种菜品即可搞定→牛肉火锅（牛肉＋豆腐）、鸡肉火锅（鸡肉＋豆腐）、肉馅黄豆咖喱（肉馅＋黄豆）

●有助钙质吸收的食材

说起强化骨骼，人们十分关注富含钙质的食材，我们吃的食材很多都含丰富的钙质。特别留意摄取富含钙质的食材固然很重要，不过钙摄取不足的一个原因是钙质不易被吸收。**有助于钙质吸收的营养素是维生素 D 和柠檬酸。**每日餐饮中都摄入维生素 D 和柠檬酸与不摄入这两种营养素，其钙质吸收量有所不同。

●富含钙质的食材

豆类及豆制品：纳豆、豆腐、油炸豆腐、毛豆等。
藻类：羊栖菜、裙带菜、裙带菜根等。

酱汤	三文鱼片	水果	醋拌菜
放入 金针菇、 口蘑、蕈朴	如果是鱼片， 不喜欢吃烤鱼的 孩子也容易吃下	用橙子、 猕猴桃、 葡萄柚、 橘子等制作甜点	制作腌菜、 沙拉也可以。 还可以制作醋饭。

蔬菜：小松菜、菠菜、萝卜干、台湾黄麻等。

乳制品：牛奶、酸奶、奶酪。

●有助钙质吸收的食材

维生素 D：鲑鱼、菌类。

柠檬酸：柑橘类水果、醋拌菜、法式沙拉调味汁、咸酸梅干。

3 食量小的孩子应该怎样吃？

可以将甜零食改为接近正餐的主食等。

很多家长苦于孩子饭量过小。有时是因为孩子身体小，脏器也小，无法吃下很多食物。勉强让孩子吃，会造成呕吐或厌食，这点要引起注意。

如果孩子运动量大而依然进食少则很令人担心，因为这会造成营养不良。喜欢运动，每天都进行身体锻炼却不太吃东西，这种情况要引起重视。因为这会影响身体长高，还有可能出现骨折、贫血等情况。

●饭量小的原因

·经常喝甜饮料。

·零食总在身边，随时都能吃到。

·吃饭时注意力不集中（看电视、看漫画书）。

·过度疲劳，吃不下饭。

·睡眠不足，进餐过程中睡着。

·锻炼结束回家途中吃甜的食物或油炸食物。

●解决对策

·进餐过程中用水或茶代替甜饮料。饭前控制甜饮料或运动饮料的摄入。

·如果运动结束后回家可以立刻吃晚饭，则要避免晚饭前加餐或仅限于一个饭团。

·间食要在限定的时间内吃。晚饭前可以吃雪饼等易于消化的食物或是水果（如果想吃甜点、冰激凌、巧克力等可以在白天吃）。

·睡眠时间短的话，要尽量早睡，然后早起学习。

●身体还没长大，食量小

零食要选择接近正餐的食物。例如纳豆米饭、三明治、炒面条、包子、玉米片等。为解决能量不足的问题，可以常备年糕、水果、面包等作为间食食用。往往随着身体的成长，食量会逐渐增加。

4 微胖的孩子生长期需注意什么？

注意避免养成喜食易胖食物的习惯。

在生长期，孩子的身体存在个体差别，微胖也不必太在意。需要注意的是，**生长期一旦养成喜食易胖菜肴或点心的习惯，那么该习惯在成年后也会持续下去。**由于体脂肪增加，会造成运动迟缓、易受伤、腰膝疼痛等。大人要注意避免孩子因为喜欢吃或是能吃得多就任由孩子吃，造成饮食种类单一。在做有关营养膳食的讲座时，家长们经常提出下列问题。下面介绍一下。

Q 爱吃肉，爱吃干炸食物或是炸猪排，请问有什么推荐的肉菜吗？

A 常吃油炸食物会使脂肪摄入过量，造成肥胖。烤着吃或是吃火锅，可以去掉些油脂。用鸡肉制作菜肴要去皮。猪肉、牛肉建议选用里脊或腿肉。肉馅方便好用，但脂肪较多，要注意食用频率不可过高。

Q 孩子特别喜欢吃甜食，喝甜饮料，晚饭后也离不开，该怎么办？

A 正餐外总喜欢甜饮料或甜点心，可能是因为运动消耗的能量未能充分补充。可以尝试在运动后给孩子吃饭团或香蕉，早饭要吃得饱。吃了这些饭团、面包、年糕等主食，零食的摄入量就会减少。另外，孩子会食用家里现有的饮料、点心，所以可以在家里准备些牛奶、果汁，零食可以预备些水果、面包、玉米片、酸奶、雪饼、干果等。

Q 孩子父亲喜欢碳酸饮料，冰箱里常备，但又不想让孩子喝，怎么办？

A 大人喝的东西，孩子自然也会想喝。孩子饮食习惯的改善离不开全家人的努力，所以，跟孩子说"甜饮料只在周末才可以喝""只有在外面就餐时才可以喝"，这样不让孩子喝并不可取，可以尝试减少饮用的频率。

Q 自己虽然很注意孩子的饮食，但孩子一直较胖，哪里做得不好呢？

A 成长期的孩子身材、体格会有个体差异，如果正常饮食营养均衡，**体型会随着年龄有所改变**。但有时自以为饮食正常，而实际上常吃些易胖食物。这就要看看是否有下面这些饮食习惯，改掉不妥之处。

■易引起肥胖的饮食习惯

· 吃得过快，不充分咀嚼。

· 不爱吃蔬菜。

· 喝甜饮料较多，不太喝水或茶。

· 蛋黄酱或西式调味汁加得过多。

· 肉菜吃得多，鱼和豆制品很少食用。

· 中餐，特别是炒菜吃得多。

· 在外就餐时西餐吃得多。

· 经常吃便利店的盒饭、加工好的副食。

· 间食总吃甜食。

Q 在外就餐时有什么不易发胖的食物可以点吗?

A 如果去吃汉堡包,建议食用汉堡 + 沙拉 + 汤这样的组合。去大众餐馆的话, 建议吃生姜煎猪肉套餐或是刺身套餐。

5 减肥中的女孩子，担心长个子问题

长身体阶段减肥，不仅长高个成问题，还会出现贫血骨折问题。长身体阶段的女孩子，减肥过度的话，容易贫血和骨折。

减肥时如果做运动，有可能会因贫血而跑不动或发生骨折，导致数月不能进行体育锻炼。另外，要注意这时有可能正处于压力大的时期或反抗期等精神不稳定时期。指导者的"你得减肥""不要吃得太多"等话会让女孩子不敢吃饭，造成厌食。不要一味在意热量的摄取，还要注意补充能提高身体代谢水平的维生素。

●正餐营养摄取不足会令人缺乏饱腹感，增加间食的进餐量

因为怕胖，只吃很少的米饭或是不吃肉的话，身体必需的营养素就会缺乏，就会总想吃东西，结果造成间食吃得过多。

要注意正餐中充分摄取长身体所必需的营养。

●限制食量的减肥方法会使骨骼变得脆弱，肌肉量减少

正餐中的主食、荤菜、素菜可以促进肌肉和骨骼的生长。要避免不吃某种食物或只吃某种食物的做法。

●家人的配合必不可少

注意家里放的饮料、点心。日常正餐不要用大盘子盛，而应按人头分别盛盘以防吃得过多。

加热食用的蔬菜

能够大量摄取蔬菜，带来饱腹感，食物纤维可以抑制身体发胖。

大豆制品

豆腐汉堡、含有黄豆的咖喱、豆腐沙拉、豆腐牛排

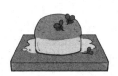 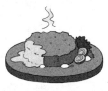

健康而且钙质丰富。

不爱吃蔬菜会影响长个吗?

会影响。蔬菜中含有的维生素和矿物质对长个子必不可少。

如果有人问,不吃蔬菜是否会影响长个,回答是肯定的。这是因为长身体离不开维生素和矿物质等营养素,只有充分摄取这些营养素,细胞和组织的合成才能健康进行。

孩子的蔬菜摄取会因早餐的不同而有很大差别。这是因为早饭吃什么各家都有自己的固定模式,往往已经成为一种习惯。早餐会摄取一天中的三分之一的营养素,所以早晨是否吃蔬菜从长期来看会造成很大差别。

另外,经常在外就餐或是常吃盒饭的孩子往往容易蔬菜摄取不足。在家吃的话,可以从炖菜、汤菜中摄取蔬菜,但在外就餐时通常都会回避自己不愿意吃的蔬菜而选择自己偏好的食物。盒饭里很少有汤菜,这也容易造成蔬菜摄取的不足。下面列出关于蔬菜摄入不足的问答,有则改之吧。

Q 早饭只吃面包或饭团，几乎不吃蔬菜。

A 有的孩子早晨不愿意吃蔬菜，一定要养成吃蔬菜的习惯。建议面包类要选择三明治，添加蔬菜汤。吃米饭的话，喝放很多蔬菜的酱汤也不错。有很多孩子不愿意吃生的蔬菜，可以做炒菜或是炖菜。

Q 学校有兴趣活动小组的比赛或是练习的时候经常都是吃便利店的盒饭。

A 最近便利店也开始出售蔬菜沙拉或是有蔬菜的面条等，品种丰富。比赛前吃很多蔬菜会影响消化，那就在平时训练的时候吃些含蔬菜的食物吧。推荐食用便利店有售的蔬菜汤或猪肉汤等，这些加热过的食品容易消化，便于补充水分。

Q 晚饭准备素菜孩子也总是剩，不愿意吃。

A 如果分别准备肉菜和素菜，往往就会只吃肉菜，剩下素菜。这种情况，建议做肉和菜在一起的菜品。如蔬菜丰富的汉堡肉饼、丸子、肉炒蔬菜、饺子、咖喱等。天冷的时候推荐食用火锅。如果孩子不愿意吃生的蔬菜，可以把蔬菜加热。

总之要考虑孩子的口味。

Q 沙拉里喜欢放大量的沙拉酱或西式调味汁。这样可以吗?

A 不爱吃蔬菜的孩子会因为沙拉酱或是调味酱的味道好而吃下沙拉里的蔬菜,如果是这种情况,可以通融一下。黄绿色蔬菜与油脂一起吃比较容易吸收其中的维生素,所以并非不可以多放酱汁。如果担心蛋黄酱或调味汁的油脂太多,可以选用无油的调味汁或是将蛋黄酱与酸奶拌在一起,这样就比较健康了。

现在的饮食会影响孩子今后的饮食生活

孩子终有一天要离开父母自立。他们自己购买或制作食物或是在外就餐时会选择什么样的食物呢? 这主要看他们小时候的饮食习惯。观察很多职业运动员就会发现,那些膳食均衡的孩子长大后仍然会下意识地选择健康的食物组合。希望家长充分留意孩子在自己身边时的膳食。

另外也对运动教练有个请求。**希望能够告诉孩子,学习**

饮食的重要性也是训练的一环。 因为很多职业运动员都说"小时候很想知道更多的关于营养的知识""在训练队里要是有机会学习营养知识就好了"。孩子长大后,他们会自己烹饪、在外就餐、买食物,因此,在孩提时期掌握正确的知识非常重要。

喝很多牛奶可以长高吗?

仅靠牛奶不能促进骨骼生长。必须充分摄取能量来源。

经常听人说为了长个子而让孩子大量喝牛奶，但仅靠牛奶无法促进骨骼的生长。长身体阶段首先要每日摄取足够的能量来源，这一点至关重要。能量来源不足的话，无法在体内顺利合成骨骼、肌肉等组织和细胞。已有的肌肉也会因能量摄取不足而减少。**充分摄入米饭等提供能量的食物，在吃荤菜和蔬菜的基础上喝牛奶才能长高。**

Q 可否用牛奶代替水让孩子大量饮用?

A 牛奶饮用过量可能是由于训练前后水分补给不够而用牛奶解渴。饭前或就餐过程中喝大量牛奶会占肚子的空间而影响进餐量。除了牛奶，也要常备些大麦茶等，日常要多喝白水或茶水以补充水分。

Q 饮用牛奶的量以多少为宜?

A 牛奶等富含蛋白质的食物不要一次大量喝，而应该分成数次饮用才能有效帮助体内肌肉和骨骼的生长。喝牛奶的话，可按早餐、中餐、晚餐、间食、夜宵，一天分3~5次饮用。每次的饮用量以 1 水杯为宜。

Q 喝牛奶就肚子疼。这种情况怎么解决?

A 如果一喝牛奶肚子就会咕噜咕噜叫甚至腹泻，就不要勉强给孩子喝。牛奶中的钙质等营养成分通过酸奶、奶酪也可以补充，可以准备这些食物代替牛奶。

8 不吃很多肉会影响长个子吗？

肉类中含有很多长身体不可缺少的营养素，但不可以只吃肉。

肉类中除了含有蛋白质，还有维生素 B_1（猪肉）、铁（瘦肉）、锌（牛肉）等成长不可缺少的营养成分。但是并非只要大量吃肉就会长高个。如果摄取过量，肉中含有的蛋白质就会变成体脂肪。另外，不仅是肉类，从富含植物蛋白的豆制品、富含 DHA 的鱼类中也可以摄入蛋白质，维持成长必需的营养素的均衡。

大量出汗或运动量较大时建议吃牛肉。 牛肉中富含铁，可有效预防贫血。训练时间长的时候要吃猪肉。因为猪肉含较多保持耐力和精力的维生素 B_1。猪肉可以做成孩子们喜欢的生姜煎猪肉、饺子、猪肉咖喱等各种菜肴。除去鸡皮的鸡肉高蛋白低脂肪，最适合做盒饭时使用。照烧肉在运动员中也特别受欢迎。晚上进餐较晚的时候推荐吃亲子盖饭、烤鸡肉等，既能饱腹又很健康。

Q 比赛后经常去吃烤肉。有推荐的食用方法吗？

　　A 去吃烤肉时，不要只吃肉，还要吃蔬菜和米饭。可单点沙拉或凉拌青菜。比赛后补充水分也很重要，推荐喝蔬菜汤。不要最后吃米饭，要先点主食与菜品一起食用。通过主食补充能量可以缓解疲劳。蘸料也要花些心思，果醋中的柠檬酸可帮助缓解疲劳，与萝卜泥一起食用可促进肉的消化。

Q 特喜欢吃肉而几乎不吃鱼。这样不要紧吗？

　　A 鱼类中所含的 DHA(二十二碳六烯酸，俗称脑黄金) 据说是帮助记忆和思考的营养素，长身体阶段一定要摄取。如果不喜欢吃烤鱼或煮鱼，可以吃刺身、寿司。市售的鲑鱼片、金枪鱼饭团、金枪鱼沙拉等都容易买到，这些食物，即使是不喜欢吃鱼的孩子也很爱吃。

9 缺锌会影响长高

吃过多快餐食品或加工食品有可能会导致缺锌。

过去人们不太关注锌这种营养素，现在时常听说有的年轻人会因缺锌导致味觉障碍。下面简单介绍一下锌的作用。

锌可以提高新陈代谢水平和免疫力，还是合成蛋白质及促进骨骼发育不可缺少的营养素。因此，被称为身体长高不可缺少的营养素。

锌这种营养素在加工过程中容易流失。食用较多快餐食品或加工食品或过度减肥、偏食均易造成缺锌。研究表明，缺锌会造成味觉感知障碍、发育不良、功能性障碍。可以说对健康的成长影响较大。

缺锌会导致指甲变形或变脆易裂。另外还会出现擦伤恢复较慢、女性月经不调、易疲劳、易感冒等情况，严重的还会出现味觉障碍。要注意膳食营养均衡，避免缺锌。

富含锌的食物有牡蛎、鳗鱼、牛肉（腿肉）、奶酪、动物肝脏、大豆、豆腐、纳豆、荞麦面条、芝麻、腰果、杏仁、黑米、红米等。每天要有意识地食用含锌的食材。仅做好这一项即可有效避免缺锌。

●蚝油

牡蛎并非全年可以吃到，所以推荐使用蚝油。在炒菜或饺子馅、丸子馅中加入蚝油可以提鲜。牡蛎的鲜味与很多菜肴都很搭配，可以在烹饪时用来提味。

●豆制品

豆制品价格低廉容易购买，希望能每天都食用。凉豆腐、纳豆可以轻松补充锌以及其他营养素，可以在冰箱常备。毛豆也不错。将冷冻的毛豆放在盒饭内或是单独做一道菜都可以。将毛豆从豆荚中取出，与汉堡肉饼、肉丸子混在一起或炒菜时加入，可以给菜品调色。

●腰果

推荐食用坚果类以补充运动员容易缺乏的营养素。一些孩子很少吃坚果，不过有市售的掺有坚果的玉米片或果仁面包，可以尝试给孩子食用。还可以将其混在酸奶中或切碎放在沙拉上，都很美味。坚果有咸味油炸的，不过推荐食用不油炸不加盐的。

●奶酪

保存期长，易于携带，适合孩子当零食吃。有多种口味和形状，易于食用，可以准备多些种类避免孩子吃腻。烤制面包时加入奶酪可做成奶酪面包，做蛋包饭时加入奶酪可做成奶酪蛋包饭，咖喱饭上可以浇上熔化的奶酪，沙拉可以加入碎奶酪，总之任何菜肴都可以使用。做盒饭时可以放 1 块单独包装的奶酪。不仅含锌，还富含钙质，建议每天食用。

●杂粮米饭

最近一些公司销售各种杂粮，杂粮里也含有锌等矿物质。每次食用量少也可以与米饭一起煮食而不会忘吃，非常方便。也可以单独购买黑米或红米，按个人喜好以适当比例掺在白米饭中。

想给孩子吃保健食品、蛋白粉……

保健食品、蛋白粉说到底是补充食品而非促进身体长高的食品。

有些保健食品宣称可以帮助长高身体，如前所述，仅大量摄取一种特定营养素并不能促进骨骼和肌肉的生长。**这里提醒大家注意，大量摄取某一特定营养素会导致摄取过量症。**实际上，钙质就有摄取量上限。钙质在正常饮食中不会造成摄取过量，但是如果食用保健品的话，空腹时会导致摄取过量，需要引起重视。要想长高个，不必服用保健品，调整好每日的膳食平衡是最有效的方法，希望家长能够充分理解这一点。

蛋白粉也是辅助食品而已。在无法保证正常饮食的情况以及身体欠佳时给身体补充营养。仅限于饮食环境恶劣的情况或是身体状况不佳长期无法正常进食时使用。营养首先仍要从日常的饮食中摄取。家长给孩子买了蛋白粉，孩子就会误以为"只要吃了这个就会长个子"。仅靠蛋白粉无法补充帮助身体长高的营养素。

运动后建议用饭团代替蛋白粉

据说运动后体内蛋白质加速分解，食用饭团或香蕉即可抑制蛋白质的分解。训练结束后，要有意识地在进餐时补充蛋白质，训练后要及时补充能量，这也有助于缓解疲劳。吃鲑鱼饭团、纳豆饭团，可以补充蛋白质，也可以食用火腿三明治或奶酪三明治。

咖啡等含咖啡因类饮料应该戒掉吗？

有时会因咖啡因的利尿作用导致身体缺水。

众所周知，咖啡、红茶含咖啡因，绿茶、乌龙茶也含有咖啡因。含咖啡因的饮料如功能饮料具有提神的作用，而咖啡和绿茶还可以舒缓神经紧张。关于儿童运动时咖啡因的摄取有如下两点需要注意。

一个是因利尿作用导致体内水分通过排尿而丧失。运动前、运动过程中充分补充水分可以调节体温预防中暑，但**大量摄取咖啡因会增加排尿导致体内水分减少**。在大量流汗的时候建议在家补充水分也要选择咖啡因含量少的饮品。

不含咖啡因、
含咖啡因少的饮料

大麦茶、煎茶、如意宝茶、
香草茶、橙汁等

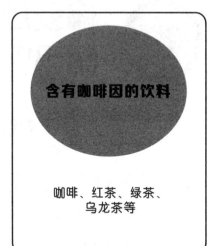

含有咖啡因的饮料

咖啡、红茶、绿茶、
乌龙茶等

第二点是**空腹时摄入大量咖啡因会造成胃痛**。成年人也会发生空腹时饮用纯咖啡而胃痛的情况。

同样，训练中、训练后等空腹状态下饮用含咖啡因较多的饮料会引起胃痛。现在瓶装饮料有很多都标明"零咖啡因""不含咖啡因"，建议选用。在家里泡茶时，建议泡大麦茶。

偏爱白米饭，多吃没问题吗？

可以在吃白米饭时摄取维生素 B_1。

多吃白米饭很好。就我到目前为止的个人经验来说，很多精力充足身材高大的运动员都从小一直吃很多白米饭。肚子饿了就吃饭团而非甜点，这样的习惯对强健身体大有益处。

但是，需要注意的是要**在吃米饭的同时摄取维生素**。白米饭在体内转化成能量时必须借助维生素 B_1。吃大量白米饭的话，就要增加维生素 B_1 的摄取量。缺乏这种维生素就无法转换成能量，体力会下降，产生相反的效果。下面介绍一下白米饭的推荐搭配食物，供大家参考。

●富含维生素B_1的米—胚芽米

胚芽米保留了大米的胚芽部分，所含维生素 B_1 及铁是普通白米的 2~3 倍。如果喜欢大量吃米饭，建议食用胚芽米。

很多职业运动员都食用胚芽米。超市有售,可以购得。胚芽部分有颜色,所以做好的米饭会多少有些颜色,如果介意这点,可以将精白米与胚芽米按 1:1 的比例混合,或与杂粮一起食用。做好后的胚芽米饭经常会很快变色变味,所以要尽量当顿吃完。如有剩余,要尽快放入冰箱。

●搭配白米饭的富含维生素B₁的食材

纳豆:纳豆饭
腌鳕鱼子:腌鳕鱼子饭团
香肠、火腿:炒制后配饭食用
猪肉:猪肉盖饭、饺子、生姜煎猪肉、炖猪肉汤、猪肉咖喱等

13 有因摄入不足而影响身体长高的食物吗？

要注意容易导致营养缺乏的不良饮食习惯。

要长高个，必须摄取肌肉和骨骼生长不可缺少的蛋白质、钙质、维生素、矿物质。偏食会造成这些营养素的摄入不足。下面介绍一些具体情况请自行检查。如果符合自身情况的项目较多，就必须要改善日常的饮食习惯。

●容易导致缺乏蛋白质的饮食习惯

· 点心面包代替正餐

· 面类为主（挂面、乌冬面、拉面、意面），吃菜较少

· 运动前后经常只吃饭团作为正餐

· 肚子饿了就吃甜点、喝果汁充饥

●容易导致缺钙的饮食习惯

· 很少吃水果或酸的食物

· 不常备牛奶、酸奶、奶酪等

· 不爱吃鱼，主要吃肉

· 出汗多

●容易导致维生素不足的饮食习惯

· 不爱吃蔬菜

· 早饭不吃蔬菜

· 常吃的饭菜种类单一

●容易导致矿物质不足的饮食习惯

· 经常在便利店买盒饭或食物

· 经常食用购买的副食

会矿物质不足！　　会蛋白质不足！　　会维生素不足！

·经常食用冷冻食品或快餐食品

·在外就餐多，有时一天也吃不上一顿自己做的饭菜

不良饮食习惯可以通过努力进行改善，使膳食营养更均衡。

Q 可以吃便利店买回的盒饭或副食吗？

A 要尽量搭配亲手做的饭菜。建议食用食材种类丰富的汤类。如猪肉汤、松肉汤、蔬菜汤等。运动后食用还可以补充水分和盐分。如果没有时间烹饪，可以只做汤类（夏季要冷藏）与买回的盒饭一起食用。

Q 早起没有食欲，只吃夹心面包。

A 早餐只吃夹心面包会造成蛋白质和维生素的缺乏。喜欢吃夹心面包的孩子，建议改吃三明治或热狗、比萨。如果这些都不爱吃，可以吃牛奶泡玉米片以摄取蛋白质。添加牛奶和香蕉做的果汁也是不错的选择。

Q 讨厌喝牛奶。怎么办?

A 如果不是一喝牛奶就腹痛,可以将牛奶添加在炖菜、咖喱中或做成白汁沙司焗饭。除了牛奶之外,奶酪、酸奶也富含钙质,可以作为零食常备。有人问酸奶是否也可以食用加糖的,如果不是发胖需要减肥,通常加糖也无所谓。可以选用符合自己口味的。

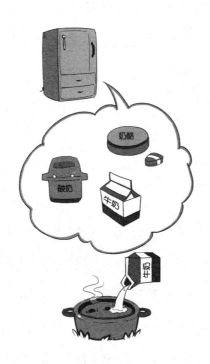

14 回家时间晚，空腹时间长……

建议食用香蕉或面包。请与兴趣小组的老师商量解决。

因课外兴趣小组活动而晚回家的时候，为解除疲劳，应尽快补充营养，这点很重要。但想吃也没有合适的时间吃，还有的兴趣小组不允许带吃的，由于类似这些原因，很多孩子并不能及时补充营养。

要注意避免因空腹时间较长而在回家后吃不下晚饭的情况。

如果不允许带吃的或是不允许买吃的，建议跟兴趣小组的老师商量一下，让老师允许孩子带去一种限定的食物。

例如香蕉。香蕉携带方便，且常温下不必担心变质。面包种类丰富，其中有类似甜点的面包，所以建议带普通面包。饭团从卫生安全的角度看不适合训练后食用，而普通面包则容易获得老师的允许。长身体阶段，孩子如果运动量较大，紧靠三餐无法充分获得营养，**长时间空腹的话，不容易缓解**

疲劳，会影响孩子的活力，这点很重要，训练指导教师和家长都要引起足够的重视。

不过，吃得过多也不好。应预先定好不影响晚饭的适度的量。

●运动后30分钟~1小时吃正餐

如果是运动后很快可以吃正餐，为避免补充的固体食物影响晚餐的正常摄入，建议仅给孩子补充水分。含糖量高的食物会使血糖升高，有可能影响正餐的食量，所以即使孩子想喝甜饮料也应尽量避免，可用蔬菜汁饮料或柑橘饮料代替。

●运动后1~2小时吃正餐

可以食用不影响晚餐进餐量的少量主食或水果。如香蕉、面包、饭团等。孩子可以食用1根香蕉或2个小的夹馅面包或1个饭团。根据季节不同，也可在夏季吃水果切片，冬季食用玉米糊汤。这些加餐可能会吃得超量，回家后的正餐一定要好好吃，不要想吃多少吃多少，有必要控制食量。

●运动后2个多小时吃正餐

回家晚的话晚餐也会被推迟。这种情况会引起胃胀，影响正常睡眠，**所以训练后要充分补充主食等能量源。**饭团要吃 2 个。回家后晚餐可以吃些肉菜、蔬菜为主的食物。如果家长去训练场地接孩子，也可以让孩子在回家的车上吃盒饭。晚餐时间晚会造成就寝时间推迟而影响睡眠时间，要一家人共同想一个可以让孩子尽早睡觉的方法。

●也可尝试晚饭吃2次的方法

去补习班、兴趣班而不能早回家时也可以考虑吃 2 次晚餐。在去补习班、兴趣班之前吃些能补充能量的饭团、三明治等主食。乌冬面、年糕、挂面等也可以。这些主食有助于孩子集中注意力，吃了会让孩子大脑兴奋活跃。但如果吃得过多，血液就会集中到胃部，会使人大脑不转、犯困，所以不要吃过饱。另外，不易消化的油炸食物或含大量巧克力、黄油的甜点也要控制。

回家后时间已经很晚，可以**吃菜、喝些蔬菜较多的汤类。**如果汤里加入肉的话，只喝汤即可。晚上吃得过多会影响睡眠，要注意吃易消化的食物，且吃到八分饱即可。

  想吃甜的食物而只吃晚饭无法满足这种需求的时候，建议吃香蕉或喝点可可粉、酸奶之类的。建议常备些玉米汤、粉丝汤等方便食品，在需要的时候食用。

 # 晚饭和早饭应该怎么吃?

晚上为保证睡眠质量要吃易消化的食物。早饭要保证营养均衡。

晚上可以吃的食物是那些强健身体和缓解疲劳所必需的营养素。总的原则就是膳食营养要均衡,这里将介绍推荐食用的菜品和蔬菜。另外**烹调方法也很重要**。饭后到睡前的时间不长却吃些油炸食品或高脂肪的比萨、意面等,会延长消化时间,妨碍正常的睡眠。要想身体健康,保证充分的睡眠至关重要。有时,由于训练或补习班学习导致晚饭时间较晚,这时要考虑吃什么好,还要考虑用什么样的烹饪方法为宜。

早饭作为一天的开始,吃好吃饱很重要。对那些忙碌的孩子来说,早餐时间或许是唯一可以在家很好地享受饮食的时间。但是现实往往是草草对付过去。越是时间紧的孩子,越应该好好摄取营养,可是很多孩子都是因为忙而只吃非常简单的早餐，导致营养不足。另外，很多家庭往往早餐吃的东西比较固定化，有几乎每天早餐必吃的菜品和几乎从来不吃的菜品。**如果孩子身体总也不长高，那么请重新审视早餐的食物种类。**

● **晚饭该吃的食物**

富含合成蛋白质所必需的维生素 B_2 的食物。

富含合成细胞和组织所必需的锌的食物。

● **易消化的食物食谱**

主食：杂菜粥、意式肉汁烩饭、煮得烂一些的乌冬面

荤菜：豆腐汉堡肉饼、鸡肉照烧、烤鱼

素菜：蔬菜汤、凉拌菠菜、火锅

● **进食时间晚的时候应控制食用的菜品**

干炸食品、炸猪排、比萨、猪肋条炒菜、炸蔬菜、炒饭、炒面条等

●早餐的理想食物

猪肉食品：火腿、香肠、培根。（富含产生能量所必需的维生素 B_1）

豆制品：纳豆、豆腐、毛豆。（营养均衡，含蛋白质、钙、铁等儿童必需的各种营养）

乳制品：奶酪、酸奶、牛奶。（要养成习惯，保证每天早餐都摄入容易缺乏的钙质。乳制品是一种被认为是可有可无的易被忽略的食品）

水果：应季水果、果汁含量 100% 的饮料。（维生素 C 具有防止身体受伤的功能，建议从水果中获得。还含有帮助钙质吸收的柠檬酸。维生素 C 是构成韧带和肌腱的材料，可以预防挫伤、骨折等）

早餐加一份高营养菜品制作黄金菜单，帮助身体长高。

●吃米饭时的菜品搭配

小沙丁鱼：撒在米饭上。

黏质食物：纳豆、山药泥、裙带菜根、褐藻、滑子蘑等。

菠菜或小松菜：这类蔬菜含钙。可以炒、凉拌、放在酱汤里，制作方法多样。

水果酸奶：可同时获得钙和维生素 C。

●吃面包时的菜品搭配

奶酪：钙质丰富适合西餐食用。

用鸡蛋做的菜品：号称全营养食品，可以避免蛋白质不足。与火腿、香肠搭配食用营养更为均衡。

西红柿：富含维生素 C 可强化韧带。

坚果类：腰果、杏仁中富含促进生长发育的锌，可以放在玉米片或酸奶里食用。宜选用非油炸不含盐的。购买后放在瓶子或保鲜盒里可随时取用，非常方便。

16 吃日餐可以长高个吗?

日餐营养均衡, 是身体成长期以及运动员的最理想食物。

想强健身体, 通常认为吃以肉为主的西餐更好, 但是西餐脂肪含量大而蔬菜少, 容易发胖, 也无助于缓解疲劳、预防身体受伤。外国运动员中有很多人注意到日餐的均衡营养而积极食用日餐。

日餐以提供热量的米饭为主, 配以副食、蔬菜等膳食营养均衡的食物。但要注意避免只吃米饭而副食吃得少造成蛋白质摄入不足。不要早餐只吃饭团, 午餐只吃乌冬面。

日餐的优点是这些!

营养均衡, 日餐使用的食材里隐藏着卓越的力量。下面介绍一下日餐的优点。

●以米饭为主的膳食

在欧美有一种吃法，是在比赛前改换为多吃提供热量的主食。日餐在日常的饮食中即可吃到主食，所以为提高糖原摄入量可以多吃些米饭或在米饭基础上添加面类进行饮食调整。日本人在马拉松等需要耐力的竞技项目上成绩不错，大概就是米饭的功劳。

●味增酱等发酵食品

纳豆、味增酱、米糠酱腌咸菜类**发酵食品具有调节胃肠环境、增强免疫力等作用。**日常的代表食物味增酱汤富含氨基酸，酱汤里放入蔬菜、豆腐、裙带菜等，仅此一个菜品即可获得均衡营养。

●黏质食物可以预防身体受伤

日餐的一个特点是常吃黏的食物。或许人们并未注意到这一点，这种黏质食物是运动员一定要每天摄入的食材。**黏质食物的成分黏蛋白有助消化，**即使因疲劳而胃肠功能下降仍可以通过食用黏质食物来消化吸收营养。另外，黏质食物内所含的氨基葡萄糖是合成韧带和肌腱的材料，可以强化关节、脚踝、骨骼。纳豆、秋葵、褐藻、山药泥等黏质食物建议每天吃一次。

●食用炖菜、拌菜、汤菜可以保证蔬菜的摄取

在外国想吃蔬菜的话，主要是吃沙拉，而日餐可以通过食用炖菜（土豆炖肉、煮鸡肉、关东煮）、拌菜（生芝麻拌菜、熟芝麻拌菜）、汤菜（味增汤、猪肉汤、松肉汤）等各式菜肴摄取蔬菜。

●低油健康易于消化

日餐比西餐黄油、食用油的用量低，像炖菜、拌菜等不使用油脂的菜肴种类很多。西餐在吃沙拉的时候也要放沙拉酱等调味汁，含油量较高。在对职业运动员进行减肥指导时，首先会建议他们"改成以日餐为主的饮食"。现在，常见的固定日餐菜品往往不特意寻找都吃不到。

孩子在外就餐往往选择西餐，建议日常饮食仍以日餐为核心。特别是对于运动量大的孩子来说，日餐的优点是易于

消化。疲劳的时候内脏的消化功能会下降，如果这时能吃些易于消化的食物，则可避免给身体带来负担，不会妨碍睡眠。要记住，在疲劳的时候吃油腻食物会加重疲劳。

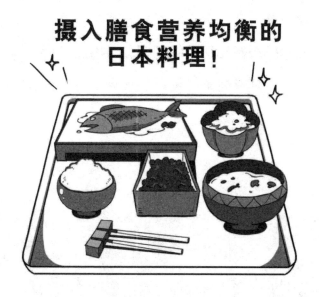

摄入膳食营养均衡的日本料理！

 # 不愿意吃肉怎么办？

以其他食材补充蛋白质的不足，每次都要吃菜。

　　不爱吃肉的话，要以其他食材补充蛋白质。如鱼、贝类、豆制品、鸡蛋等。要注意不吃肉只吃蔬菜容易造成蛋白质摄入不足。要**养成每餐都吃菜的习惯**。鱼肉加工食品也是蛋白质来源之一。炒菜或炖菜时可以加入桶状鱼卷、鱼肉山芋饼等代替肉类，非常方便。

●**不使用肉的菜品**

豆腐鱼松：将豆腐用平底煎锅炒制，碾碎去除水分，入干制鲣鱼松，用酱油调味。浇在米饭上做成鱼松盖非常美味。

大头菜鱼卷炒面：此款炒面用鱼卷代替肉。鱼肉加工食品味道鲜美，不放肉也很好吃。

· 鱼糕圆葱亲子盖饭：此款盖饭用鱼糕代替亲子盖饭里的鸡肉。用老汤、酱油、料酒煮鱼糕和圆葱，外面包上鸡蛋，浇在米饭上。

· 油炸鱼肉山芋饼夹奶酪：将鱼肉山芋饼横切开，中间夹上奶酪薄片。像炸猪排那样挂上面糊用油炸好。

●鱼肉菜品的多种制作方法

使用鲑鱼片、金枪鱼罐头、鲅鱼罐头等可使菜品种类丰富多彩。鲅鱼罐头适合放在咖喱等味道浓醇的菜肴里。用酱油、味增酱入味的鱼适合作为盒饭的配菜。鲑鱼片用蛋黄酱拌好涂抹在面包上烤食也很美味。

18 过敏体质，担心营养不足

建议用替代食品补充营养。

有些人因过敏而有很多食物不能吃，会造成营养失衡。容易导致过敏的食物有小麦、鸡蛋、荞麦等。

小麦过敏可以用米饭代替来补充能量。点心类多使用小麦粉，所以在喜欢吃甜点的年龄选点心很麻烦。可食用大米或黏米做的年糕、黏米团、米饼等，而果冻可以在家自制。

鸡蛋过敏者可以食用肉、鱼、豆制品等。市售的加工食品往往含有鸡蛋，所以宜选用非加工食品。例如刺身、牛排、鸡肉串、凉豆腐、纳豆等。

另外，现在有很多孩子因过敏而无法食用水果。从水果中能摄取维生素 C、柠檬酸。这些营养也可以从蔬菜或醋拌菜中获得。不能吃水果的话，间食可用西红柿或咸酸梅干、醋酸饮料等代替。

●强烈推荐可增强免疫力的发酵食品

因过敏使得能食用的食物受限，从而造成营养摄入的不足，这种情况会导致抵抗力和免疫力下降。

这时建议食用发酵食品。研究表明，味增酱、纳豆、酸奶、韩国泡菜等**发酵食品可以调节胃肠环境，增强免疫力**。建议养成食用过敏食物范围外的发酵食品的习惯。

建议储备的发酵食品

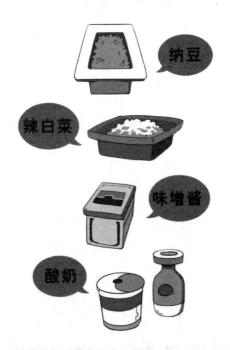

第 3 章的总结

- - - - - - - - - - - -

★不存在能够长高个子的魔法食物。每天坚持营养均衡的饮食非常重要。

★早餐是关键。主食、荤菜、素菜、水果、乳制品等要保证品种丰富。

★个子总也不爱长，要考虑是否日常饮食习惯不佳或偏食。

★晚上就餐时间晚的话，要注意吃不妨碍睡眠的易消化食物。

★从营养均衡、营养价值等各个角度看都推荐吃日餐。

第 4 章

运动篇

介绍可最大限度促使身体长高的
肌肉锻炼法和健身体操

■注 1：肌肉力量锻炼（P150-153）的对象为初中生及以上
■注 2：塑料瓶的重量标准
　　低年级小学生：500 毫升
　　高年级小学生：1 升
　　（女初中生：1 升）
　　（男初中生：1.5 升）
　　（女高中生：1.5 升）
　　（男高中生：2 升）
■注 3：肌肉训练每组动作之间休息 1 分钟

增长身高的运动理论 1

通过慢肌训练向肌肉施加负载，促进生长激素的分泌。

必须使可作用于骨骼促进身高增长的生长激素大量分泌。下面为大家介绍具有促进生长激素充分分泌作用的肌肉力量训练体操。

有人担心进行肌肉力量训练会遏制身高增长，但绝没有这种可能。如果肌肉训练的方式正确，明显对增长身高具有正面作用。

首先要说的是，肌肉训练可以促进生长激素的分泌。因为大强度训练施加于肌肉和骨骼后，大脑会做出反应促进生长激素的分泌。由于生长激素可作用于全身的各种细胞促进生长，因此不仅有助于肌肉生长，还能够对皮肤、神经等各种组织和器官以及对长高身体最为重要的骨骼的生长提供帮助。

此外，肌肉训练可活动关节，使营养直达关节内部，从而促进骨骼生长。

青春期之后，生长激素的分泌量逐渐减少，但如果通过肌肉训练向身体施加负载，即使年龄增长仍可以继续分泌生长激素，从而促进细胞的生长。只不过，20~25 岁以后骨骼生长停止，因此重要的是在骨骼生长停止之前进行适当的肌肉训练。

青少年本来生长激素的分泌量就多，骨骼生长迅速，而通过有效的肌肉训练可进一步增加激素分泌量，从而使骨骼生长更加迅速。

这里介绍的肌肉训练的重点是**逐渐施加负载**。通常的做法是"1 秒抬起身体，2 秒放下身体"，而这里介绍的肌肉训练方法为"2 秒抬起身体，4 秒放下身体"，以通常情况的 2 倍时间进行从容的训练。

促进生长激素分泌的慢肌训练1

[腿前部的肌肉训练]

1

两脚分开与肩同宽。

单手放在墙壁上支撑身体，另一只手放在腰部。

关键点!

腿前部的股四头肌是身体中最大的肌肉之一。通过向这块肌肉施加力量可以有效促进生长激素的分泌。

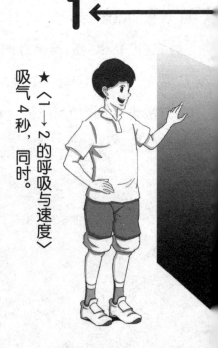

★〈1→2 的呼吸与速度〉吸气 4 秒，同时。

2

膝盖前屈，脚跟抬起，同时将身体后倾。

膝盖弯曲到 90 度，然后恢复到最初的状态。

注意事项

要保持膝盖到头部为一直线，避免上体向后弯曲。

→ 2 / 2 → 1
动作 10 次 1 组，共做 3 组
（有困难时 1 组也可以）

→2

注意
事项

★〈2 → 1 的呼吸与速度〉
呼气 2 秒，同时。

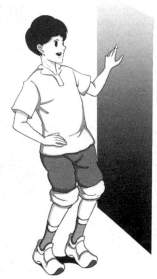

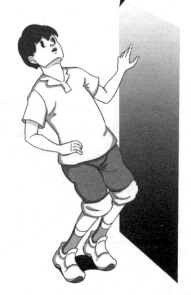

促进生长激素分泌的慢肌训练2

1

两脚分开与肩同宽。

将双手放在脑后，挺起胸部。

关键点！

向半腱肌这一腿部后侧肌肉施加力量。必须轻轻弯曲膝盖，将意识集中在大腿后部，同时慢慢施加力量。

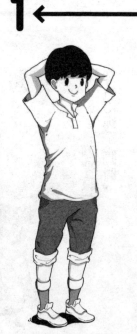

★〈1→2 的呼吸与速度〉吸气 4 秒，同时。

1←

2

轻轻弯曲膝盖，同时含胸深鞠躬。

股关节弯曲 90 度后恢复到原来状态。

注意事项

后背不能弯曲，从头部到臀部保持一条直线，臀部向后突出。

→ 2 / 2 → 1

动作 10 次 1 组，共做 3 组

（有困难时 1 组也可以）

→2

★〈2 → 1 的呼吸与速度〉

呼气 2 秒，同时。

注意
事项

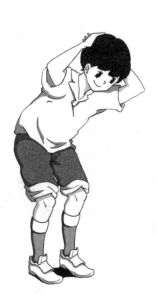

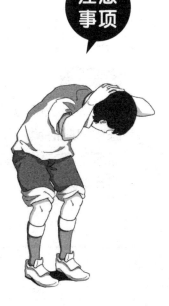

促进生长激素分泌的慢肌训练3

1

两脚分开与肩同宽，单手扶在墙上，另一只手放在腰部。

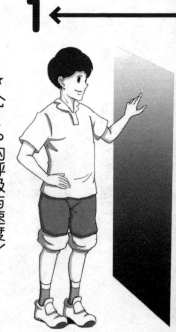

1←

★〈1→2的呼吸与速度〉
呼气2秒，同时。

关键点！

通过锻炼被称为"第二心脏"的腓肠肌，改善全身血流状态，促进生长激素的分泌。

2

尽量抬高脚跟直到用脚尖站立。此时需要单手扶在墙上以保持身体平衡，在这种状态下尽量抬高脚跟，然后恢复到最初的状态。

注意事项

如果膝盖弯曲，腓肠肌会不着力，应该注意，做该动作时需要保持膝盖伸直。

→ 2 / 2 → 1
动作 10 次 1 组，共做 3 组
有困难时 1 组也可以）

2

★〈2 → 1 的呼吸与速度〉
吸气 4 秒，同时。

注意事项

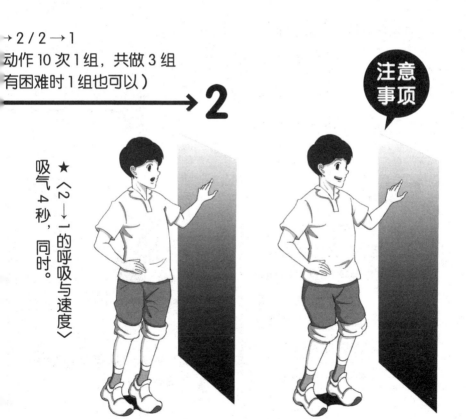

5 促进生长激素分泌的慢肌训练 4

[胸肌训练]

1

两手、两膝支撑在地面上，两膝分开与肩同宽。两手分开比肩略宽，指尖朝向外侧张开。如果感觉膝盖疼痛，可以在膝盖下面垫上垫子。

关键点！

这是一种不同的俯卧撑。一般的俯卧撑需要很大力量，维持标准姿势很难，容易动作变形，造成肌肉和关节酸痛。减少所需力量，保持正确姿势才可以提高效果。

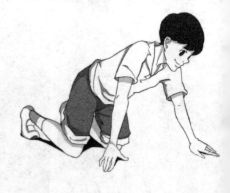

★〈1→2的呼吸与速度〉
吸气 4 秒，同时。

2

保持身体平直，缓慢将肘关节弯曲到 90 度左右，然后恢复到最初的状态。

注意事项

如果臀部抬得过高，会增加肩部负担。注意将胸部慢慢靠近地板。

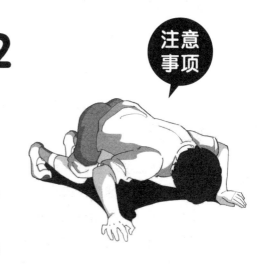

→ 2 / 2 → 1
动作 10 次 1 组，共做 3 组
有困难时 1 组也可以）

★〈2 → 1 的呼吸与速度〉
呼气 2 秒，同时。

6 促进生长激素分泌的慢肌训练5

[腹肌训练]

1

仰卧，两手指尖捧起后脑，收紧两肋。膝盖弯曲成90度左右。

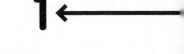

关键点!

这是锻炼腹肌的训练。重要的是一定不要速度太快。呼吸要缓慢，只使用腹肌，而且意识需集中到腹部肌肉。

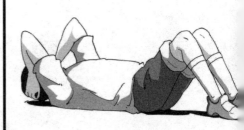

★〈1→2的呼吸与速度〉
吸气4秒，同时。

2

两手抬起头部，直到肩部离开地板。上体抬高到能看到大腿正中后，恢复到最初的状态。

注意事项

如果勉强用力抬高头肩部，不仅腹肌锻炼没有效果，有时还会伤到腰部。注意上体抬起时，脚部不要离开地板。

→ 2 / 2 → 1
动作 10 次 1 组，共做 3 组
有困难时 1 组也可以）

→ 2

注意
事项

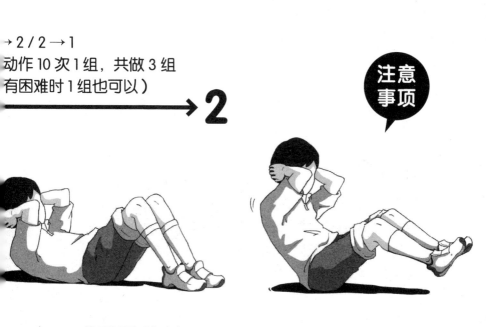

★〈2 → 1 的呼吸与速度〉
呼气 2 秒，同时。

促进生长激素分泌的慢肌训练6

[腰部肌肉训练]

1

腹部朝下趴到地板上，两手手指交叉垫在下巴下以防止做动作过程中脸部接触到地板。

关键点！

目的在于锻炼从头部连接到腰部支撑脊柱的竖脊肌这一大块背部肌肉，从而改善血流状况。

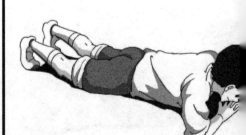

★ 〈1→2的呼吸与速度〉
呼气2秒，同时。

2

两手手指依然交叉放在地板上，双臂不用力，抬起上身。胸口抬起到眼睛可以看见正前方的程度，然后恢复到最初的状态。

注意事项

不要过于用力以免腹部也随胸部抬起。否则，不仅锻炼不到腰部肌肉，还有可能伤到腰部。

→ 2 / 2 → 1
动作 10 次 1 组，共做 3 组
有困难时 1 组也可以）

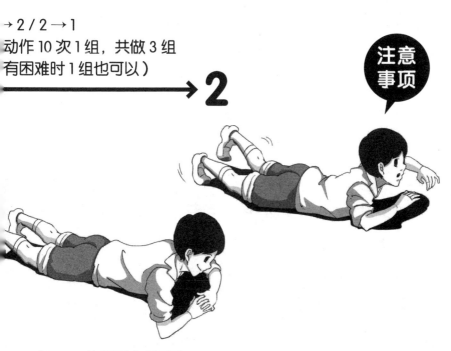

★〈2 → 1 的呼吸与速度〉
吸气 4 秒，同时。

 **增长身高的运动理论 2**

通过肌肉力量训练向骨骼施加纵向负载，促进骨骼生长。

骨骼总是保持"代谢＝新生"的状态。

骨骼中存在破骨细胞和成骨细胞两种作用相反的细胞。破骨细胞是破坏骨骼的细胞，而成骨细胞是吸收钙质形成骨骼的细胞。通过这些细胞在骨骼内部同时进行破坏与合成，不断重新构建骨骼。

生长期是造骨的成骨细胞发挥作用最显著的时期。在这一时期，理想状态是不断改善成骨细胞的功能，从而使身高增长。

如果对骨骼纵向施加力量，可帮助吸收钙质。脚踩在地面上行走或跑动，会受到地面的反作用力而向骨骼施加纵向压力，使成骨脂肪加速促进骨骼形成，并强化骨骼。不运动只是睡眠的话，骨量将不断减少。因此，宇航员如果在没有重力的宇宙空间度过数日，骨密度便会大幅度下降，骨骼出

现脆化现象。（现在的宇航员需要在宇宙飞船内进行肌肉锻炼以防止上述情况发生）

即使通过饮用牛奶吸收钙质，如果不向骨骼施加负载，钙质并不能被吸收到骨骼中。

多做可纵向作用于骨骼的运动，使成骨细胞的功能进入活跃状态不断吸收钙质。

通过用力踏步或者跳跃，借助自身的体重向骨骼施加强力负载效果会很明显。

人们会感觉因为篮球和排球都需要跳跃会对身高增长有益。不过，往往是身材高大的人偶然成为职业选手。不过跳跃动作本身在促使骨骼生长方面确实有效。相反，游泳由于受到重力影响小，没有来自地面的反作用力，对骨骼生长效果不大。

生长痛发生的原因在于生长机制。生长期首先骨骼伸长，然后才长肌肉。因此，在身高显著增长的生长期，身体都会缺乏柔韧性而变得僵硬。

9 促进骨骼生长的肌肉力量训练1

[前弓步]

※ 以小学生以上为对象

1

两手放在腰上，两脚稍微分开，身体站直。

关键点!
利用地板的反震力冲击脚骨。在反震力冲击下，身体会给骨骼下达吸收钙质的指令。关键在于用力跺脚。

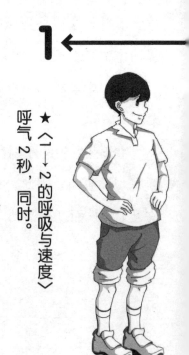

1 ←

★〈1→2 的呼吸与速度〉
呼气 2 秒，同时。

2

保持上体挺直向前迈出一大步，利用反作用力恢复到原来状态。

注意事项

不要将上体前倾臀部向后突出。上半身要和地板保持完全垂直。另外，不要在褥子和垫子等比较柔软的场地做动作，因为反震力弱。

→ 2 / 2 → 1
次 1 组，左右交替各做 3 组

2

★ 〈2 → 1 的呼吸与速度〉
吸气 4 秒，同时。

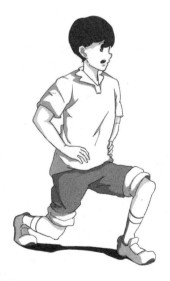

注意
事项

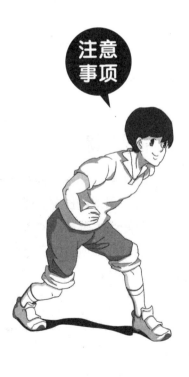

促进骨骼生长的肌肉力量训练 2

[过顶推举]

※ 以小学生以上为对象

1

准备两个2升装的塑料瓶并装入水。

两手举起塑料瓶，感觉重时也可以担在肩膀上。

关键点！

决定身高的主要因素是腿骨长度和脊骨长度。该练习可以使用大塑料瓶作为工具，向脊柱施加较大负载，促进脊骨生长。

---

1 → 2 → 3 / 3 → 2

8次1组，做3组

1 ←

★〈1 → 2 的呼吸与速度〉

吸气 4 秒，同时。

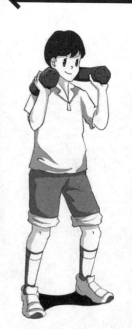

2

保持原有姿势，轻轻快速弯曲膝盖。

3

利用膝盖弯曲的反作用力像欲跳起一般直立后，顺势抬起脚跟，并举起大塑料瓶。高举塑料瓶，保持身体向上伸直状态落下脚跟。熟练后，可以轻轻跳起再落地。身体保持挺直避免扭曲以防止扭伤。

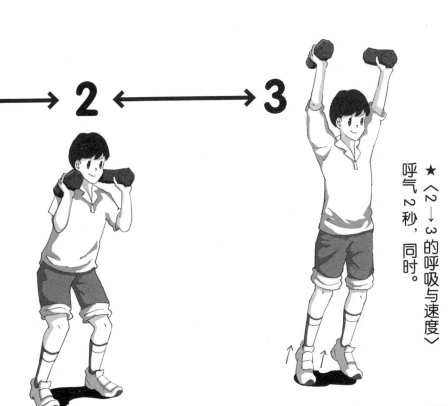

★〈2→3 的呼吸与速度〉呼气 2 秒，同时。

 **增长身高的运动理论 3**

通过伸展运动提高肌肉的柔韧性，预防生长痛。

奥施二氏病等生长期的生长痛，大多不妨碍身高的增长，身体长高后一般都会自愈，不必担心。

但是在这种情况下活动身体会感到疼痛，对生长期的孩子来说非常痛苦。前面提到肌肉训练对促进骨骼生长非常有效，但是如果发生生长痛，在做这种肌肉训练的时候容易引发疼痛，所以即使想做此种训练也很难进行。因此，预防和减轻生长痛可以间接起到促进骨骼生长的作用。

生长痛发生的原理在于人体的生长机制。生长期首先是骨骼伸长，然后才是肌肉的伸长。因此在身高显著增长的生长期，身体容易缺乏柔韧性，造成身体僵硬。

在这种身体僵硬的状态下运动，肌肉或肌肉两端的肌腱与骨骼连接的地方会被强烈拉伸。多次反复被拉伸后会在连接处引起炎症，产生疼痛。奥施二氏病是由于大腿的股四头肌僵硬引起的。股四头肌附着在膝盖骨上，韧带与膝盖下部连接在一起。跑动或跳跃时股四头肌会强烈收缩，使膝盖下发生炎症，引发疼痛。

要在疼痛发生前，先做伸展运动尽量保持肌肉柔软，让肌肉与骨骼同时保持柔韧性，这一点很重要。

生长期的运动障碍很多都可以通过这种伸展运动加以预防。即使是平时不锻炼的孩子在生长期也一定会发生肌肉失去柔韧性的情况，请在肌肉力量锻炼的同时，认真配合伸展运动。

肌肉力量锻炼一周 2~3 次为宜，而**伸展运动请每天都做，甚至可以 1 天做多次。做得越多越有效果。**

12 预防生长痛的伸展训练 1

[腿前部肌肉的伸展训练]

1

　　身体侧卧，轻轻弯曲膝盖。握住
上方一侧脚的脚踝。

关键点!

可以提高腿前部肌肉的柔韧
性。这是预防奥施二氏病的
重要训练手段。

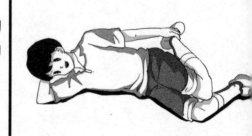

2

将脚跟贴在臀部，手提脚部，使膝盖向后伸。连做 3 次。

注意事项

如果强拉腿部，会造成身体后屈、上身扭转，导致腿部

肌肉不能伸展。注意一直保持上体姿势不变，将脚跟贴在臀部。

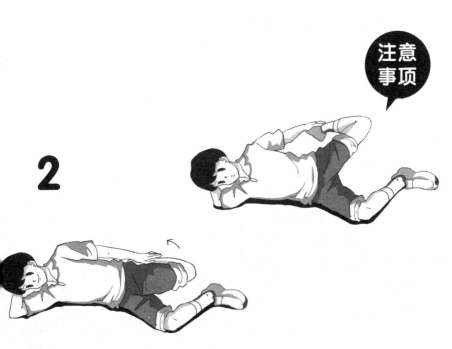

★呼吸

保持这个姿势反复吸气、呼气，保持 10 秒。

13 预防生长痛的伸展训练 2

[腿后部肌肉的伸展训练]

1

仰面向上弯曲腿部，两手抱住单

腿的膝盖里侧。

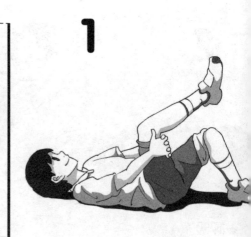

1

关键点！

通过增加腿后部半腱肌的
柔韧性，可以预防生长期
容易发生的股关节和腰部
的疼痛。

2

臀部靠在地板上，同时握住腿部向脸部拉近。连做3次。

注意事项

不能强拉腿部靠近脸部，否则臀部会抬起来。

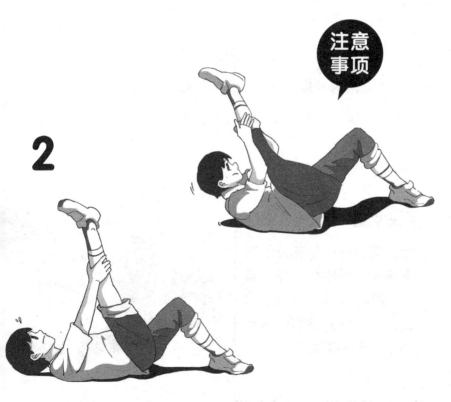

★呼吸

保持这个姿势反复吸气、呼气，保持 10 秒。

14 预防生长痛的伸展训练 3

[腓肠肌的伸展训练]

1

双膝跪地，两手分开与肩同宽支撑在地板上，两脚并拢。将一只脚的脚趾搭在另一只脚的脚跟上以增加重量。

关键点！

绝大部分的生长痛发生在下半身，即腓肠肌使用频繁，肌肉收缩次数较多的部位。应认真训练以避免跟腱和膝窝疼痛。

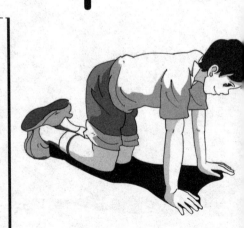

2

向上抬起腰部，从臀部到脚踝处于伸直状态。保持这个
姿势 10 秒。连续做 3 次。

注意事项

体重如果集中到手臂上，则腓肠肌难以伸展。注意将身
体重量偏向后侧。

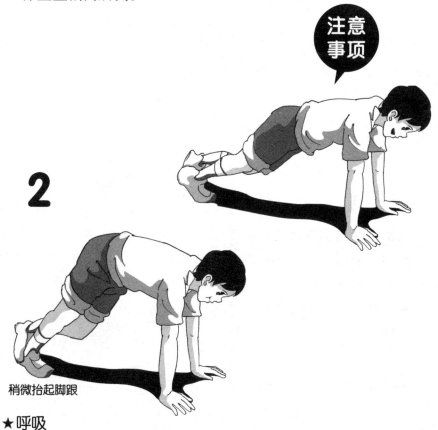

稍微抬起脚跟

★呼吸
保持这个姿势反复吸气、呼气，保持 10 秒。

15 预防生长痛的伸展训练 4

1

盘腿坐在地板上，将两脚脚底对在一起。两手手指交叉握住脚趾。

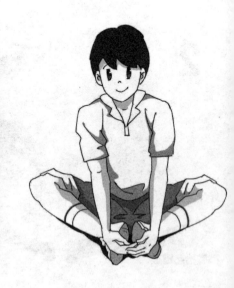

关键点!

容易在生长期产生疼痛的部位有股关节周围和膝盖两侧，通过有意识训练一般很难伸展的内收肌，可以预防股关节痛。

2

将两肘支撑在腓肠肌内侧，同时手向内拉并身体前倾。这样，在杠杆原理作用下膝盖自然张开，从而使大腿内侧得到锻炼。连续做 3 次。

注意事项

如果两肘离开腓肠肌，便会两臂用力。一旦用力，身体便会紧张从而使腓肠肌难以伸展。因此要尽可能控制自己的力量，利用杠杆原理获得更好的效果。

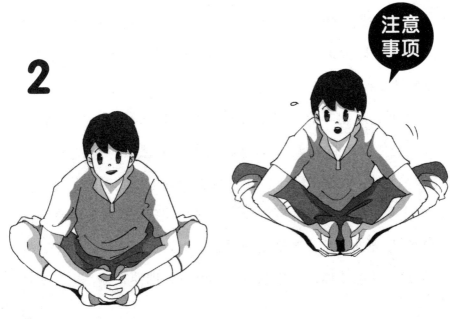

★呼吸
保持这个姿势反复吸气、呼气，保持 10 秒。

 **增长身高的运动理论 4**

通过舒缓的柔韧运动促进深度睡眠。

保证充分的睡眠是身体长高的最重要课题。

保证规律的生活，进行适度锻炼对提高睡眠质量非常重要。

但是现在的孩子们面临各种压力。如果因升学考试或是学校的人际关系问题而压力巨大苦恼不堪，必然会入睡困难、睡眠过浅，造成睡眠质量下降。

通过运动等给身体施加压力会促进生长激素的分泌，而苦于学校霸凌的心理压力，则会阻碍生长激素的分泌。

另外，现在的孩子们经常晚上使用电脑到很晚，用游戏机或手机玩电子游戏到深夜，这些会使孩子们的眼睛在夜间受到强光的刺激，这个问题不容忽视。这样不仅使睡眠时间缩短，还会使体内的生物钟发生紊乱，即使入睡，也只是浅度睡眠。

这里介绍一下可以帮助快速入睡舒缓神经的训练方法。

为保证优质睡眠，放松身心是必不可少的。请在睡前，做一下下面介绍的训练。不仅可以解除身体的疲劳，还可以缓解精神紧张。

请一边慢慢深呼吸，一边伸展身体。做伸展运动时，不要勉强拉伸身体，保持舒服的状态即可。

17 引导深度睡眠的训练 1

[胸肌的训练]

1

两脚分开与肩同宽，双手相握置于臀部。

1

关键点!

该训练预防驼背。通过改正容易导致驼背的姿势，让身体挺直，看起来更高大。

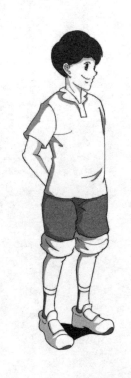

2

向后拉伸肩部，同时挺起胸部。

注意事项

要抬起下巴，视线朝上。注意不要低头。

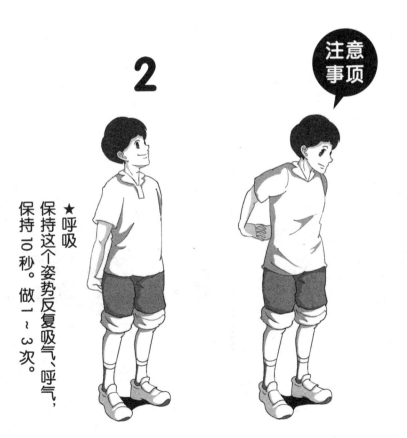

★呼吸
保持这个姿势反复吸气、呼气，
保持10秒。做1～3次。

18 引导深度睡眠的训练 2

[臀肌的训练]

1

仰面朝上，用两手抱住单腿的膝窝。

关键点！

臀部肌肉无论坐还是立都要使用到，所以容易疲劳。通过训练改善血流状况以消除疲劳。

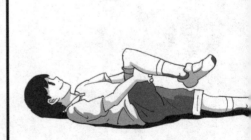

1

2

接上一姿势，向胸部牵拉大腿。

注意事项

在生长期内，如果抱住膝盖向胸腹部牵拉，膝窝容易产生疼痛。所以中小学生要将手放在膝盖内侧牵拉。

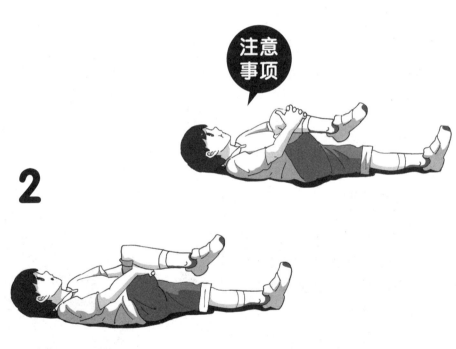

★呼吸

保持这个姿势反复吸气、呼气，保持10秒。做1～3次。

19 引导深度睡眠的训练3

[躯体和股关节的训练]

1

仰面朝上，竖起一条腿的膝盖，并
将另一条腿的小腿搭在上面。两手分开
成"八"字。

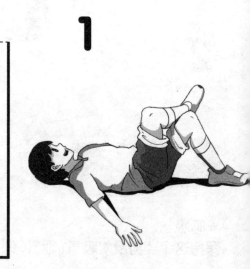

1

关键点！

通过慢慢训练身体躯干部，
可以解除疲劳，改善血流，
加深呼吸，使身体得到放
松。

2

接上一姿势，利用上面腿的重量，扭动腰部。

注意事项

注意不要将肩部从地板抬起扭动脸部和身体。要保持肩部贴在地板上，脸部朝上。

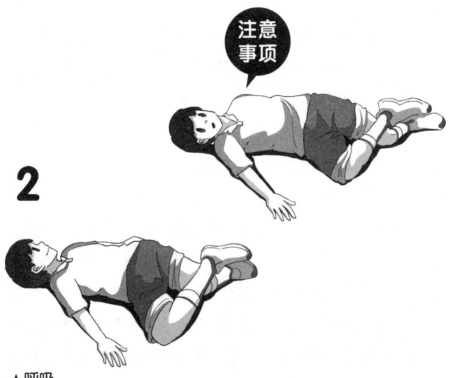

★呼吸
保持这个姿势反复吸气、呼气，
保持 10 秒。做 1 ~ 3 次。

增长身高的运动理论 5

应该避免什么样的训练?

总的来说，几乎所有的运动都对身高的增长有所帮助。如前所述，令人担心的肌肉训练也可以促进生长激素的分泌，将营养输送到关节处，因此对身体长高非常有益。

下面谈 2 种不适合在长身体阶段做的运动。

一个是过度负重的肌肉力量训练。

一般的肌肉训练并无大碍。但挺举体重 2 倍以上的杠铃会造成负载过重，即使肌肉能够忍受，但脊椎骨却无法承受，会引起骨骼发炎，严重的甚至可能骨折。像这样给骨骼过大负重，反而会**阻碍骨骼的伸长，影响身高的增长。**

虽说如此，只要不是参加举重训练，很少会出现练习举重越多肌肉越发达的情况。因此肌肉训练还是可以积极进行的。

另外，要注意避免冲击力过大的运动。

给骨骼纵向施加压力确实会促进骨骼的生长，但如果冲击力过大或次数过多，会引起骨骼或关节的炎症，反而不利于成长。

跑步只需承担自己的体重，但是在脚落地瞬间冲击力会达到体重的 3~4 倍。如果体重是 60 千克，则冲击力可达到240 千克。冲刺或跳跃时冲击力会更大。

初高中生处于关节和骨骼未完全发育成熟阶段，所以应该避免长期每日跑 10 千米或是反复超过 100 次的跳跃。要穿可以有效吸收冲击力的运动鞋，佩戴护膝等护具保护骨骼和关节，最重要的是不可过度。

负重的肌肉力量训练要以正确姿势和速度进行，训练次数要以必要的次数为宜，这点至关重要。